は・歯・八の話

医患協同で歯を守ろう

井田 亮
Akira Ida

「抜くか抜かないか」

「どういう時に抜くか」の議論は、

不要で不毛です。

「抜かずに救うにはどうするか」が、

歯科医には大事です。

片山恒夫著『歯槽膿漏―抜かずに治す』（朝日新聞社発行）より

推薦のことば

本書は、歯が「全身の健康のバロメーター」であることに早くから気づいて滋賀県で診療をされてきた井田亮先生の連載エッセイをまとめたものです。著者の視点や考え方、歯の病気の捉えかたを知ることができる貴重な一冊です。この本には臨床の現場で日常的に発生する問題点が記載されており、著者の長い経験なくしては得られなかった内容になっています。

臨床にたずさわる読者にとっては、予防歯科臨床の長い歴史について本書から学び得ると共に、従来の予防歯科から更に進化した近未来の「予防医科」診療をうかがい知ることもできます。本書はこれまでの予防歯科のすべてを短時間で学習するための得難い入門書に位置づけることができるでしょう。

市民や患者の立場の読者にとっては、世代ごとに予防歯科の方法が詳述されていますので、家族ぐるみでお口の健康について学び、考える素材になることでしょう。歯がからだの中でもっとも鋭敏な「健康のバロメーター」であるという視点で本書を読み解いていただきたいと思います。

行政や学校で社会を動かす立場におられる読者にとっては、「むし歯をなくそう」から始まり、歯周病、インプラントへの対処の方法を経て、最後は食育に至る本書の構成から健康について多くのヒントを得ることができます。医療費を削減し持続可能な長寿社会を守るには庶民の健康知識と予防への意欲こそ最良の武器であることを本書によって実感することになるでしょう。病いに苦しむ患者を救うことも大切ですが、ほとんどの病気が予防可能な現代において生活習慣病を発症させない社会的仕組みをつくることが一番大切です。そのためには義務教育を受ける子どもたちすべてに病気から逃れるすべを教えなければなりません。むし歯と歯周病はそれぞれの病原体の感染によって発症する感染症ですが、生活習慣の是正によって発症を自己制御できる身近な生活習慣病です。義務教育を受けた市民全員が本書によって健康づくりの基本原理を学び、日本国民が感染症と生活習慣病を克服することは、国家戦略としても重要なのです。

以上のように本書は単に市民に役立つだけでなく医療者・教育者による健康指導のスキル向上に有用であることを確信し、推薦の言葉とさせていただきます。

鶴見大学歯学部探索歯学講座　教授　花田信弘

目次

推薦のことば

1　むし歯をなくそう

2　歯周病の発見と治療

3　唾液でわかる口の状態

4　歯と口の健康

1　むし歯をなくそう

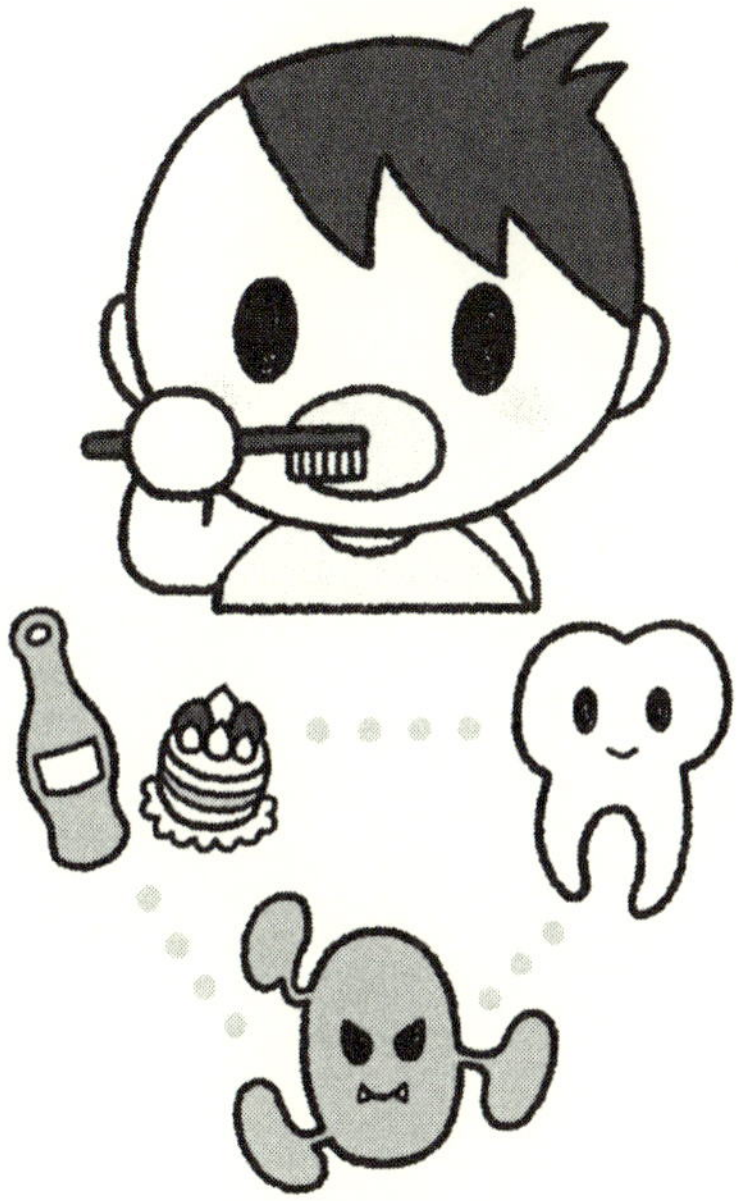

むし歯は減っているのだろうか

人間はいつからむし歯に冒されるようになったのでしょうか。実は縄文人の奥歯にむし歯の痕跡が見つかっています。むし歯がひどくなると、痛いだけでなく、食事もできません。

昭和のはじめ、日本歯科医師会が「6(む)4(し)」にちなんで毎年6月4日を「むし歯予防デー」として啓発活動を実施してきた結果、多くの人にむし歯の意識が高まってきて、食事をすれば歯を磨く、夜寝る前にも歯を磨いて、甘い物は控える習慣も浸透してきました。また、ひと昔前のように歯の具合が悪くても、我慢するという人も少なくなり、歯科医院で診察を受けるようになりました。

では、むし歯にかかっている人は減少しているのでしょうか？

先日、ある高等学校で歯科検診を行ったところ、照明の問題もあったのですが、一瞬、むし歯が少なくなったのかと感じることがありました。最近、奥歯のかみ合わせの大事な歯でも、金属で治療（回復）するのではなく、歯と同じ色のプラスチックで詰めた人が増えているためそのように見えたのですが、実際にはむし歯にかかっている人が減少しているわけではありません。

近年、未成年者ではむし歯の減少傾向は続いていますが、20〜24歳になると、治療も含めてむし歯にかかっている人は9割を占め、それは歳とともに高くなり、成人にいたっては、ほぼ100％がむし歯有病者との結果が、厚生労働省の歯科疾患実態調査（2011年）において判明しています。

歯が痛ければ、そして歯がなければ、モノが食べられないのです。人こそ歯が命、「いつまでも自分の歯で健康に」を念頭に、むし歯という病気を一緒に考えましょう。

なぜむし歯になるのか

むし歯は、細菌が作り出す酸によって歯が溶かされる病気です。その原因となるのは、むし歯菌のなかでも代表的なミュータンス菌と、砂糖を主とする糖分といわれています。ミュータンス菌は、糖分を元にして歯の表面に歯垢《しこう》を形成し、膜に覆われた歯垢のなかで、糖分から酸を作ります。そしてこの酸が歯を溶かし、むし歯になっていくのです。糖分はバイ菌（ミュータンス菌）の餌《えさ》で、歯垢はバイ菌が排泄する便の塊と言ったほうが分かりやすいでしょう。むし歯は、持って生まれた歯の質と、バイ菌、糖分（特に砂糖）のトライアングルから成り立っています（図参照）。

歯科医院での緊急処置などの終了後、歯を赤い液で染め出し「これ何か知っていますか」と質問される時がありませんか。実はこれが細菌の塊、歯垢なのです。なぜ歯垢を取り除かなければならないのか、なぜ歯垢ができるのか、患者さんと共に考える必要があります。歯を抜いて完治したと思うのは大間違いです。

歯を失う原因は45歳まではむし歯によるもので、それ以降は歯周病によるものが多いと、永久歯の抜歯原因調査結果（2005年）が示しています。歯周病については後章でお話しするとして、痛みなどの自覚症状がないからと言って、むし歯は無視できません。初期段階のむし歯なら実は適切にブラッシングと、糖分（砂糖）を控えることで改善に導けるのです。

フッ素をうまく使おう

それでは次にむし歯にならないために何が必要かを考えてみたいと思います。

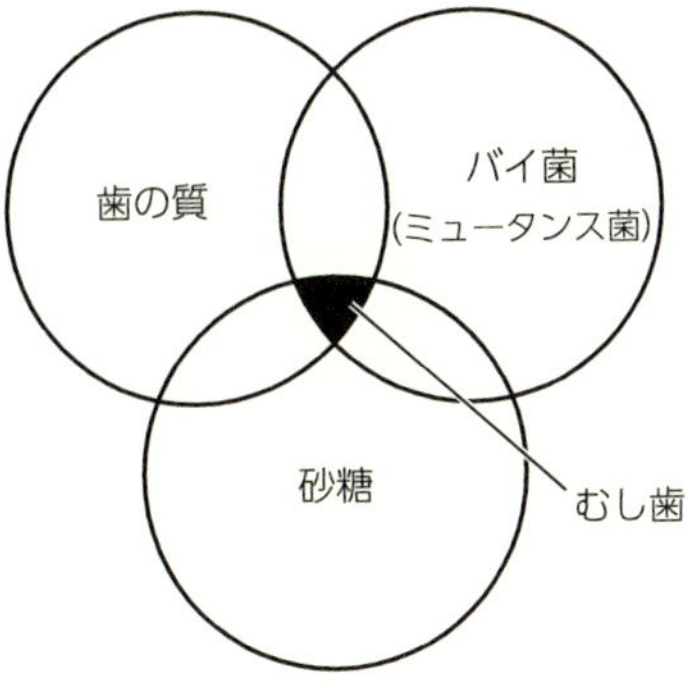

むし歯のトライアングル

むし歯は、持って生まれた歯の質を強く守ることで防ぐことができます。逆になぜむし歯ができるのかというと、専門用語では「脱灰と再石灰化のバランスの崩れから発生する」と言います。

歯の表面はエナメル（石灰）質で覆われています。この石灰質を失う（脱灰）か、再生する（再石灰化）かで、むし歯の発生に大きな影響を及ぼします。つまり脱灰を上回る再石灰化の環境下で暮らせば、むし歯から解放される確率が高くなります。歯が痛いと嘆く前に、歯を強くする方法を見つけ出すことです。

そこで再石灰化を促進する因子として、唾液中に含まれるフッ素が挙げられます。フッ素をうまく使うことで、むし歯の進行を抑えることができることは確かです。

フッ素の応用法として、まず家庭でできることは「市販の歯磨き剤にフッ素が配合されているものを使う」ことでしょう。また「フッ素の洗口法」といってフッ化物水溶液でぶくぶくうがいをする方法もあります。これは滋賀県の旧湖東町と旧永源寺町（ともに現東近江市）、竜王町で実施され、むし歯の抑制効果がみられたことから、歯の健康を守る歯科医として、すべての市町で取り組まれることを痛切に感じています。

また「フッ素の歯面塗布」に関しては、各市町で実施の検診か、歯科医院での診察から、処置を施してもらうことをお薦めします。

元凶の砂糖に代わるものは?

では糖分のなかで、なぜ砂糖だけがむし歯になるのでしょうか。ミュータンス菌は大好物の砂糖を食べ、粘着力の強い排泄物を出すことで、歯の表面をベッタリ覆い、知らず知らずのうちに、むし歯を作り出します。

子どもや若年層が多飲する炭酸飲料、スポーツドリンク、さらに成人・高齢者層になると酒、健康飲料の糖分がむし歯にとっては好都合の餌です。いずれも、飲んだ後の歯磨きをおろそかにすると、口のなかが酸性環境にさらされ、むし歯が起こりやすくなります。

では、むし歯になりにくい甘いものはないかというと、そうではありません。人や動物実験で有効性が示された「代用糖」こそ、歯をむしばむ砂糖の消費減量につながることが研究によって証明されました。

むし歯を抑制する代用糖の代表的なものは人工甘味料、糖アルコール、オリゴ糖類です。甘味度の高い「人工甘味料」は、使用量が少ないことからカロリー値が低くなり、ダイエットに最適です。甘味度の低い「オリゴ糖類」は、動物実験で砂糖の成分を抑制する効果が示され、砂糖と混ぜて用いると、むし歯になりにくくなります。

なかでも「糖アルコール」のうちキシリトールを含んだガムは、砂糖含有のガムに比べてむし歯の発生を抑える効果が立証され、注目が集まっています。このキシリトール効果と、ガムを噛む時に分泌される唾液による再石灰化の効果との融合によって、むし歯の発生を抑える作用が働くものと考えられているからです。キシリトールを含んだガムだけでなく、砂糖と混合して用いられる代用糖は、今後、広く使用されることになるでしょう。

削って詰めても治らない！

歯科治療は悪くなったところを削って治し、噛めるようにする「修復第一」の考え方が昔から強くありました。歯が痛くなったら歯科医院に行き、むし歯になったところを削り、詰める、かぶせて終わり。そしてまた、再び同じ歯が侵されると、詰め物や冠をはずして患部を削って詰め物をする。さらにひどくなると、歯の生命線である神経を抜いて、新たな冠や詰め物で処置する。その周りからむし歯が発生して、とうとう歯の根っ子が使えなくなり、最終的にはその歯を抜くのが一般的でした。

果たしてこれでよいのでしょうか。痛くなったら歯科治療の繰り返しではなく、まずはむし歯のできない口のなかの環境づくりが大切ではないでしょうか。

これ以上「むし歯にならないためには、どうしたらよいか」の患者さんの悩みに対しては、赤い染め出し液で「ここに歯垢（バイ菌）がいるから、このように磨くのですよ」と歯ブラシの使い方を教わり、またフッ素を塗布してもらったり、終わりに「甘い物は控えましょう」との指導がほとんどでした。最近では、この歯はもうダメだから「抜いてインプラント（人工歯根）を」と、勧める歯科医もいます。

このように、どんどん歯が失われてゆき、政府の「健康日本21」に掲げる「８０２０運動」（80歳で20本の歯を残そう）の目標達成にはまだまだ遠く、80歳で20歯以上の保有者率は38・３％というのが日本の現状です。歯を削るのではなく、なぜ本気に、むし歯の原因を取り除くむし歯予防に取り組まないのでしょう。自分の歯を大切に考え、自分の歯を残す術《すべ》を医療側、患者側が共に協力して考えようではありませんか。

むし歯は再発する

歯の喪失は、むし歯と歯周病がほとんどです。むし歯に関しては、修復処置（単なる治療）よりも、再石灰化療法、進行抑制療法、歯質保存療法に代表される「ミニマルインターベンション（ＭＩ）」（必要最小限の侵襲によるう蝕治療）に取り組まなければ、歯の喪失予防にはつながりません。

修復治療のポイントは

① 初期は再石灰化を優先
② 切削量を少なくする
③ 口のなかの細菌を少なくする
④ 修復物の周りにむし歯が再発した時は、むし歯の部分のみを除去して補修する
⑤ 治療後の予防管理を行う

の５点に絞られます。すなわち、削って詰めるという治療よりも、再石灰化と予

防管理を優先させ、修復の際には、歯質の保存的な接着修復を優先させることが望まれます。

従来は、むし歯の修復処置が施されると「治療は終了した」とされてきました。しかし、原因を除去しない限り、むし歯は再発し、2次むし歯となることは当然と言えます。修復処置された歯は、最も「リスクの高い歯である」との認識を患者さん自身にも持ってもらわなければなりません。リスクは生活習慣によっても影響され、治療後の経過年数によっても変化が生じます。だから、歯科医師も、歯科衛生士も、患者さん自身も、治療が終わったに踏みとどまらず、2次むし歯予防に努める必要があります。むし歯治療は、むし歯の再発を防ぐ修復後の管理プログラムが重要なポイントです。

ミュータンス菌は感染する

むし歯トライアングルで示した原因の一つ、ミュータンス菌について、詳しく触れたいと思います。ミュータンス菌は、砂糖を分解して持続的に酸を生み出し、むし歯を誘発する性質が非常に強い細菌です。ですから、このミュータンス菌を口のなかや歯の表面から取り除くことによって、むし歯予防が可能なことが、ここ数年で解明されました。

歯の表面には、ミュータンス菌が糖分(特に砂糖)を餌にして排泄する便の塊である歯垢が歯にくっつきます。この歯垢がベットリつくと、デンタルバイオフィルムと言う膜が形成されます。これには抗菌薬、殺菌剤、抗生物質などが十分に効かないと言われています。例えば、台所の洗い場や浴槽の表面につくヌルヌルとしたヌメリもバイオフィルムです。これを定期的に除去して、ミュータンス菌が歯の表面につきにくくすることが必要です。

実はミュータンス菌は、歯の萌出前（生える前）の乳児の口のなかには存在していません。ところが家族（特に母親）の口にいるミュータンス菌が口移しでものを食べさせたり、同じスプーンを使ったりしているうちに子どもに感染してしまうのです。そこで感染源、つまり母親の口腔内のミュータンス菌のレベルを減少させておけば、病原体の数が少なくなり、むし歯の発生の低下につながることが解明されています。子どもがむし歯にかからないためにも、まずは母親の口のなかをきれいにしておくことが重要です。唾液検査を受けて、ミュータンス菌が多ければ、除菌を行う歯科医療機関に相談されてはいかがでしょう。

むし歯予防は母親から

妊娠中は、間食が増えたり、つわりでブラッシングが不十分だったりして、母親の口のなかの環境が悪くなり、むし歯の増殖を招きます。新生児の口のなかは、清潔でミュータンス菌はありません。しかし、細菌は、母親から子どもに伝わり、乳歯のエナメル質を侵します。だから、母親のミュータンス菌をコントロールすることで、我が子のむし歯の発生を抑えることができます。母親こそ、むし歯予防の出発点と言えるのではないのでしょうか。

むし歯は、男性に比べて女性の方が多いことは学術的に明らかで、出産前から予防対策に配慮しなければ、子どものむし歯に悩むことになるでしょう。いずれ生え替わる乳歯だからと言って、タカをくっていると大間違いで、口のなかの環境は簡単に変わるはずはなく、永久歯に害を及ぼすことになります。

妊娠期間中は、女性ホルモンの分泌が活発となり、口のなかの雑菌が増えます。ミュータンス菌もこれに含まれます。そこで妊娠後のレントゲン撮影や投薬を避けるためにも、妊娠前から予防プログラムを中心とした定期的な口腔ケアを受けることを勧めます。つまり、妊娠前より「かかりつけ歯科医院」で定期的な口腔検診を受けていることが、子どものむし歯予防につながります。妊娠期間中に、歯の痛みや違和感、歯肉の腫れを自覚した場合は、症状が悪化する前に歯科医院を訪ねるとよいでしょう。

この時期の注意点として、治療を行う側にも機械的・外科的な従来の治療（歯を削り取る）ではなく、ミュータンス菌の侵食を可能な限り避けること、すなわち、歯質の保護を基本に治療を行うことが歯科医に求められています。

むし歯対策―幼年期（1～5歳）―

健全な永久歯の歯列（歯並び）を得るため、健全な乳歯の歯列を守り育てる時期です。この時期は、簡単にミュータンス菌（バイ菌）が歯（エナメル質）の表面に付着します。子どもが幼いことから本人自身での予防は難しくむし歯に対する養育者（特に母親）の意識とともに、日常生活のなかで子どもの予防を実践することが何よりも大切です。

年齢別に具体的な取り組みを考えれば、0～2歳では、1歳6か月検診が一つの目安となるのではないでしょうか。母親からの乳離れの時期に相当し、習慣的な夜間の授乳、哺乳びんへの糖分使用の有無、間食の不規則性や回数がリスクの要因になります。口のなかの清掃に関しては、歯が生えてきた時から痛くないように、ガーゼによる清掃またはブラシの使用が大切となります。親子間のスキンシップも欠かせないことから感染源となる母親の口腔内ケア(特に養育者の口のなかのミュータンス菌の減少)が、むし歯から子どもを守るといっても過言ではありません。

2～4歳では、これまでの食習慣や口のなかの清掃習慣が各家庭で実際に行われているかが評価されます。口腔環境が特に悪化しやすい時期でもあり、食生活(甘い物とくに砂糖の制限・シュガーコントロール)とともに、歯磨きの習慣付けに注意しなければなりません。歯磨き剤としてはフッ素入りのものが望ましいです。

4～6歳になると、乳歯列(歯並び)も安定しますが、この歯並び(咬み合わせ)が重要になります。歯と歯の間のむし歯にも注意をしてください。もし乳歯にむし歯があった時は、その特徴として不明確なことが多く、治療後も早期間隔（3か月に1度くらい）での定期検診や予防処置が永久歯のむし歯予防へとつながります。

むし歯対策 ―学童期（6～15歳）―

この時期は、歯が人の一生の健康維持と増進の基礎を築く大切な時期です。学校歯科検診や歯科保健教育によって、むし歯予防の啓発が始まります。歯科側と先生との協同によるブラッシング指導、食生活指導（甘味制限、特に夏場のスポーツドリンクは砂糖が多く含まれ要注意）、そしてフッ素の利用など、少しでも健全な永久歯を育てる重要さを親と共に考える時でもあります。

同時に、小学校半ばは乳歯から永久歯に生え替わる時期で、子どもの歯をむし歯から守り切れば、健全な永久歯の歯列（歯並び）が生まれます。この歯列に対して咬み合わせの誘導ができる唯一の時期でもあります。歯並びの悪さは見た目はもちろんですが、それ以上に食べ物を咬み砕く力が分散され胃に負担がかかり、むし歯を誘発する原因にもなります。

学校歯科検診は、年に1回しか行われないケースが多く、むし歯になりやすい学童期にとって不十分と言えます。暗い照明や見にくい位置で、短時間に多くの児童・生徒を診査しなければなりません。時間をかけて1本1本の歯をチェックすることは不可能に近く、あくまでも明らかなむし歯を見つけるだけに過ぎません。

学校検診は教育を目的としているため、歯科医院と学校とは診断の目的が異なります。したがって、学校からの「健康診断結果のお知らせ」を持って子どもが訪れる歯科医院（かかりつけ医）は、学校歯科保健のことを熟知して対応しなければなりません。むし歯を疑わせる箇所がある場合は、決して安易に削ることなく、子どもの将来のことを考え治療に当たりたいものです。永久歯は、生え替わりませんから、できれば抜いたり削ったりしないで、大切に残すことが歯科医に求められています。

むし歯対策 ―青年期（16～24歳）―

青年期は、自己管理能力を養成する非常に重要な時期で、次のライフステージ及び生涯を通じた歯の健康づくりに影響を及ぼすことから、健全な永久歯列（歯並び）を維持するため良い生活習慣が求められます。

青年期の前半は、クラブ活動で体力消耗が激しく、受験などのストレスもあって、飲食頻度が多くなります。後半にかけては「巣立ち」の時期で、進学や就職で親元から離れ、新たな生活が始まります。生活スタイルが変わればストレスも増えます。この時期に、喫煙や飲酒の習慣が始まりますが、両親や学校に管理されず、生活リズムや食生活も乱れがちになります。したがって、幼年期と学童期が低リスクであってもむし歯リスクが一気に高くなります。清涼飲料（特にスポーツドリンク）や間食は要注意です。

「健康日本21」の調査によれば、歯科医院でブラッシング指導を受けたことのある青年の割合は約13％です。さらに受診しても、クラブ活動、受験勉強、進学や就職など、新しい環境への対応に迫られ、処置後のメインテナンスが難しい時期でもあります。

青年期では、健康を美容やファッションととらえている人が多く、歯の健康も全身の健康のみならず、美容や運動能力にいかに大きくかかわっているか、本人自身の気付きが求められ、主体的に取り組む姿勢が重要なポイントになります。へアケアやスキンケアだけでなく、トゥースケアへの気配りも大切ではないでしょうか。

むし歯対策 ―壮・中年期（25〜70歳）―

この時期は、社会的使命が求められる時期であり、家庭を持ち、子育ての時期でもあります。最初のころは、むし歯の原因となるミュータンス菌は養育者から子どもに唾液感染するので、特に母親は感染防止への知識が必要な時期です。身体機能は充実しますが、そろそろ、むし歯から歯周病に移行する時期でもあります。自分の子どもの成長や疾患を通して、家族全員の歯の健康を考えたいものです。

また、後半になると高年期の準備ということもあって、身体機能も徐々に低下し、生活習慣病のリスクが高まります。また、ほかの病気で薬を服用する機会が多くなり、それにともなって、唾液の量が減少するとともに、むし歯へのリスクも高くなります。口のなかを見ると、以前に治療した詰め物の周囲から、むし歯が発生したり、詰め物や冠がはずれたりする（2次むし歯という）ほか、歯ぐきの病気もあらわれてきます。特に最近では、くいしばり（歯ぎしり）による歯の破折も増えています。

ここで、もう一度考えてみてください。むし歯は進行すると、歯に穴を開けて内部まで溶かし、回復力が弱った歯を自分で治すことは不可能です。治療が遅れると、抜歯を免れたとしても歯の神経を抜くことになります。歯の神経は、歯の組織に栄養を送る役割を担います。そのために、神経を失った歯は、栄養が不足してもろくなり、歯を失うことにつながってきます。できる限り、歯の神経を残し、どうしても削るなら最小限の処置にとどめて、さらなる予防処置を実行すれば、歯を失うことが少なくなることに気付いてください。この時期こそ、自ら「大人こそ歯が命」がわかる時です。

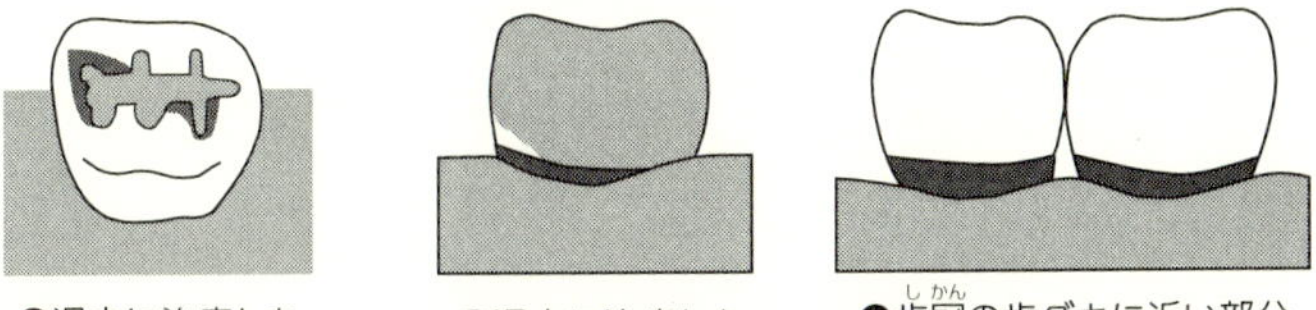

●過去に治療した詰め物の周囲

●過去に治療したかぶせ物の縁

●歯冠《しかん》の歯グキに近い部分

中高年がなりやすいむし歯

むし歯対策 ―高年期（70歳以降）―

歳を増すごとに、唾液分泌量の低下や歯の根っこの露出、義歯の使用による口腔内環境の変化などで、むし歯は極端に進みます。一方で、高齢者のエナメル質や根っこのセメント質（象牙質）は、歯の質を整える力が働き、口腔内の環境を整えさえすれば、むし歯の進行は若年層に比べはるかに遅くなります。一般的に言えば、病気のスピードは、若い時ほど早く歳を増すごとに遅くなるということです。ですから、健全な口腔を保つことによって、快適な生活や自由な会話、若さと尊厳に満ちた笑顔をもたらし、高齢者が生き生きと暮らす手助けをするに違いありません。

70歳以上の高年期においては、むし歯や歯周病とともに、歯の抜けるケースが多くなります。グラグラ揺れる歯や、弱い歯が欠けたり折れたり、歯ぐきが腫れたりして、激しい歯の痛みに悩まされるだけでなく、咬み合わせの崩壊「すれ違い咬合《こうごう》」が始まります。咬み合わせを確保するのには、抜けた歯を補う義歯（入れ歯）で固定するのが一般的です。この時期は特に、すれ違い咬合の再建治療が歯科医に求められ、一般歯科診療のなかでも最大級の難症例といえます。

むし歯対策 ―要介護者―

要介護者は、日常生活において何らかの手助けが必要な人です。重い障害を多岐にわたり抱えているため、むし歯への対応が後回しになりがちで、要介護者の口腔ケアは、特殊な技術が必要なことから、一般に理解されてこなかった分野です。しかし今では、口が消化器の一部との認識が強まり、口のなかを健康に保つことの重要性が見直されています。この認識は、障害を持つがゆえに深まり、健全な口腔を確保することこそ、人が尊厳に満ちた人生を送ることに大きく貢献します。
要介護者の多くには、歯科医院へ通院することが困難なケースがみられます。一時的な通院困難に対応する往診は、古くから「かかりつけ医」の機能として実施されてきました。しかし、高齢化とともに疾病《しっぺい》構造の変化から、往診では十分に対応できないのが現状です。往診よりも要介護者に歯科医療サービスを積極的に届けるには訪問診療しか見当たらず、歯科訪問診療は、時代の要請と言えるのではないでしょうか。

食や栄養をサポートする視点で考えれば、歯科治療とケア、そしてリハビリテーションは、生活の場で行われることが効果的です。家族に送られ外来診療したとしても、実際に施した義歯（入れ歯）で咬めているのか、うまく機能し大丈夫なのかといった評価は外来では十分にできませんし、日常生活のなかでこそ診療結果が評価されます。食事時間中に訪問し、食事をしながらの義歯の具合や、食後の清掃における観察指導など、患者さんの生活に密着した診療が求められています。ケアを考える場合には、洗面所までの距離、段差の有無、洗面台の高さのほか、寝たきりなのかなど、これらを知らずに口腔衛生指導は成り立ちません。
一方で、介助者（特に家族）の手助けこそ、要介護者の歯の健康に必要ではないでしょうか。

削らず神経残すＭＩ

最近は一般外科治療において、患者さんへの負担を軽減し、退院までの入院日数を短縮するという一連の診断、治療技術の考え方があります。その考え方が、歯科においては「むし歯治療」にも導入されています。それを「ミニマルインターベンション（ＭＩ）」（最小限の介入）といいます。

これまでは、むし歯を画一的にとらえ、早期発見、早期治療に終始し、「大きく削ってつめる、かぶせる」の治療だったため、むし歯の再発を繰り返し、歯を早期に失う結果になっていました。

現在、80歳で20歯以上の保有者率は38・3％ですが、早期発見、早期管理（予防）により、大きく削ることを回避、あるいは先送りする「予防中心の医療」へと転換が求められます。例えば、歯の表面での再石灰化の処置や、どうしても歯を削る場合は、最小限の削除にとどめ、冠や詰め物の周りにむし歯が発生したら、その患部だけの部分的補修を行い、歯質の喪失を最小限にとどめるという治療、それがＭＩです。

簡単に冷たいモノが沁みるから歯の生命線である神経を取るという処置はもう過去のことで、今ではいろいろな抗菌剤、接着剤などを使用したり、ミュータンス菌の除菌などにより長期的に経過を視察し、歯の神経を残して、歯の寿命化につなげていける事も解明し

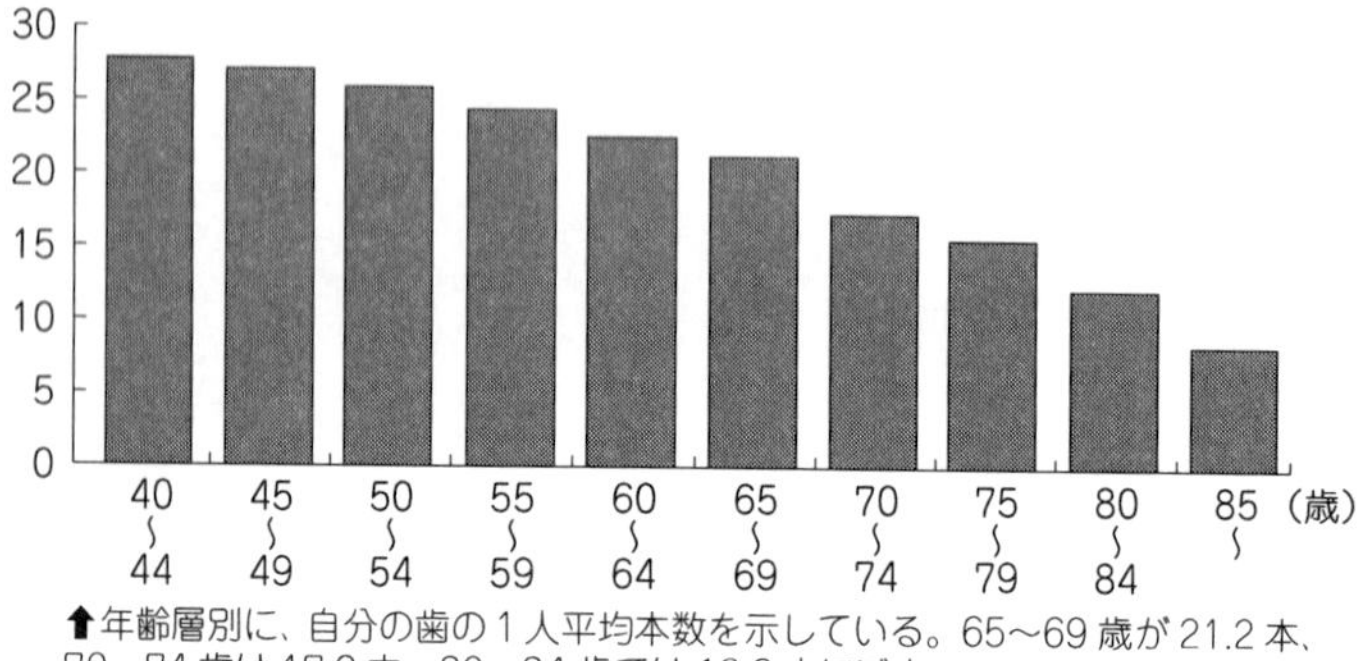

⬆年齢層別に、自分の歯の１人平均本数を示している。65〜69 歳が 21.2 本、70〜74 歳は 17.3 本、80〜84 歳では 12.2 本に減少。

永久歯の平均歯数（厚生労働省「2011年歯科疾患実態調査」より）

ています。

自分の大切な歯です。簡単に削ったり、歯の神経を取ることは自然を破壊するのと同じです。歯をかぶせても、詰めても、もう元には戻らないのです。

PMTCと究極のむし歯予防法3DS

ミュータンス菌は、砂糖を餌として歯垢を厚くし、デンタルバイオフィルムという膜を作ります。ミュータンス菌は膜のなかで生き続けて、どんどんむし歯を作っていきます。そこでデンタルバイオフィルムを除去することが大切となります。

できたばかりの薄いデンタルバイオフィルムであれば、ブラシで除去することが可能な場合もありますが、強固にでき上がったデンタルバイオフィルムは歯ブラシでの除去は難しく、歯科医院へ行って機械を使った専門的な清掃によって取り除くしか方法はありません。この方法をPMTCと言います。

PMTCとは「Professional《プロフェッショナル》 Mechanical《メカニカル》 Tooth《トゥース》 Cleaning《クリーニング》」の略で専用のブラシやチップによって歯の表面や歯ぐき、歯間をきれいにします。エナメル質を傷つけることなく、デンタルバイオフィルムを取り除くPMTCは1年に1回か2回、定期的に受けることをお勧めします。

2005年10月から翌年3月まで、滋賀県の歯科医師会湖東支部と東近江市、近江八幡市で「かかりつけ歯科医推進モデル事業」として、一部公費にてPMTCを実施したところ、〝歯がスッキリする〟として評価されました。

しかし、デンタルバイオフィルムを除去しても、ミュータンス菌はまだ口のなかにいます。それならば、むし歯を作るミュータンス菌を除菌する方法が一番手っ取り早いということで開発されたのが3DS(Dental《デンタル》 Drug《ドラッグ》 Delivery《デリバリー》 System《システム》)です。

まず歯型をとってリテーナーというボクシングのマウスピースのようなトレー

を作り、その内側に低濃度の抗菌剤を塗ります。そして歯にトレーをはめて5分間、歯の表面からミュータンス菌を除去する方法です。ミュータンス菌を歯の表面から除去するこの画期的な方法は今、むし歯・歯周病も含めて世界から注目されています。湖東地域ではこの方法を利用し、10年間むし歯の再発をせず、健康な口腔の状態を維持されているとの報告があります。

歯の定期検診を受けよう

歯を健康に保つことが長寿につながります。歯の病気（特にむし歯や歯周病）は、たいてい発生から3か月～6か月後に進行し始めます。むし歯の治療が終わっても、口のなかにその原因が残っていれば、病気は必ず再発します。歯の健康を守るには、第一に予防、そして早期発見です。

会社や地域で内科的な定期健康診断をしておられる方が多いと思いますが、歯の定期検診はしておられるでしょうか。歯の定期検診は、歯の健康を守るいわば水先案内人といえます。定期検診では、自覚症状があまりない初期の時点で、むし歯の箇所を指摘し、もしむし歯になりかけの状態ならば、歯科医側は以前のカルテなどにより、比較（レントゲン、口腔内写真、本人の歯磨き状態、食生活の問題、ミュータンス菌の状態など）し、歯の寿命を延長するような最善の処置を早く対策することが可能です。

例えば、自分では磨いているつもりでも、磨き残しがあればその改善を指導します。また、専門家（歯科医師、歯科衛生士）による機械を用いた歯の清掃（ＰＭＴＣ）を行うことにより、むし歯や歯周病の予防治療に効果があることは、すでに北欧諸国での結果より証明されており、定期検診時の一番必要な処置です。

歯の健康管理は、一生続ける必要があります。それゆえに、まず話し合え、信頼できる「かかりつけ歯科医」（相談に乗ってくれる歯科衛生士も）を持つことが大切です。ただし、歯科側任せではダメで、歯の健康を守る基本は自分自身で、歯科側は自分ができないことを補ってくれる存在だと考えてください。自分の歯でよく噛んで（ひと口30回）食べ、歯の健康を保ち、充実した人生を送っていただきたいと思います。

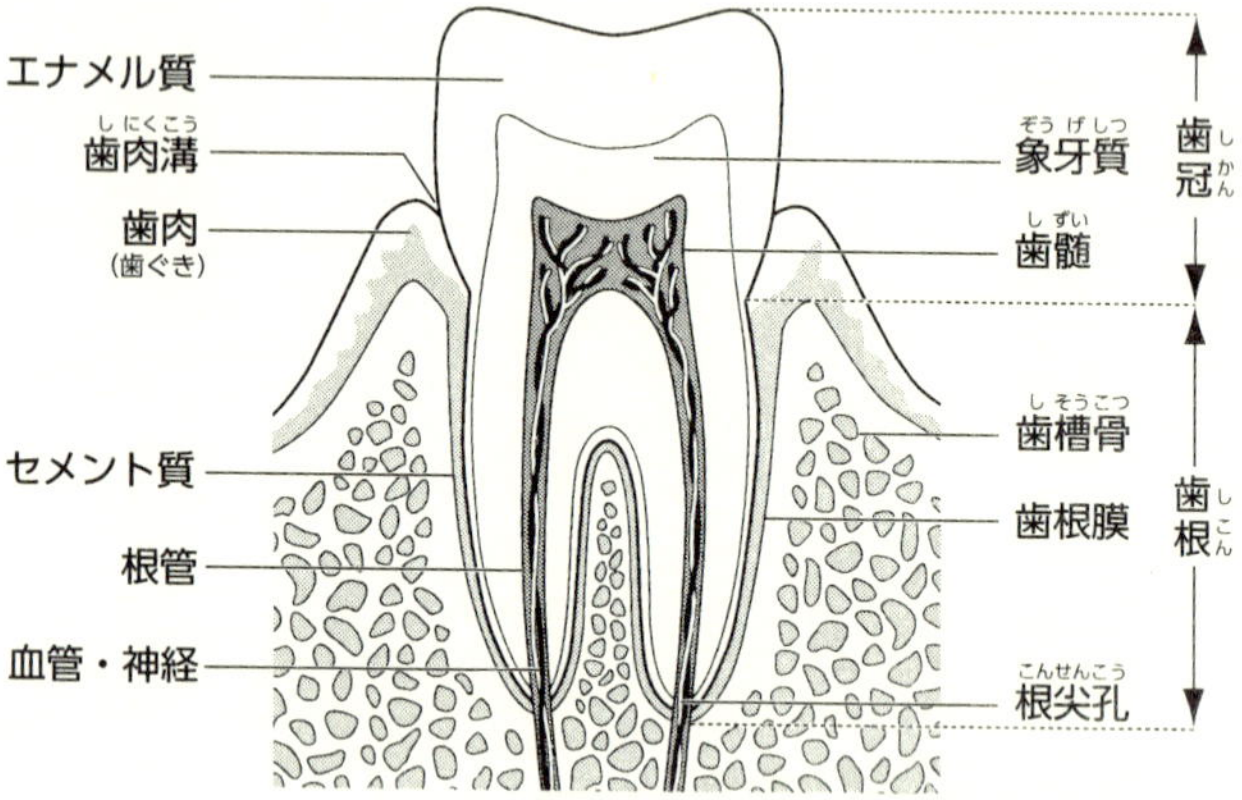

知っておきたい歯の構造

2　歯周病の発見と治療

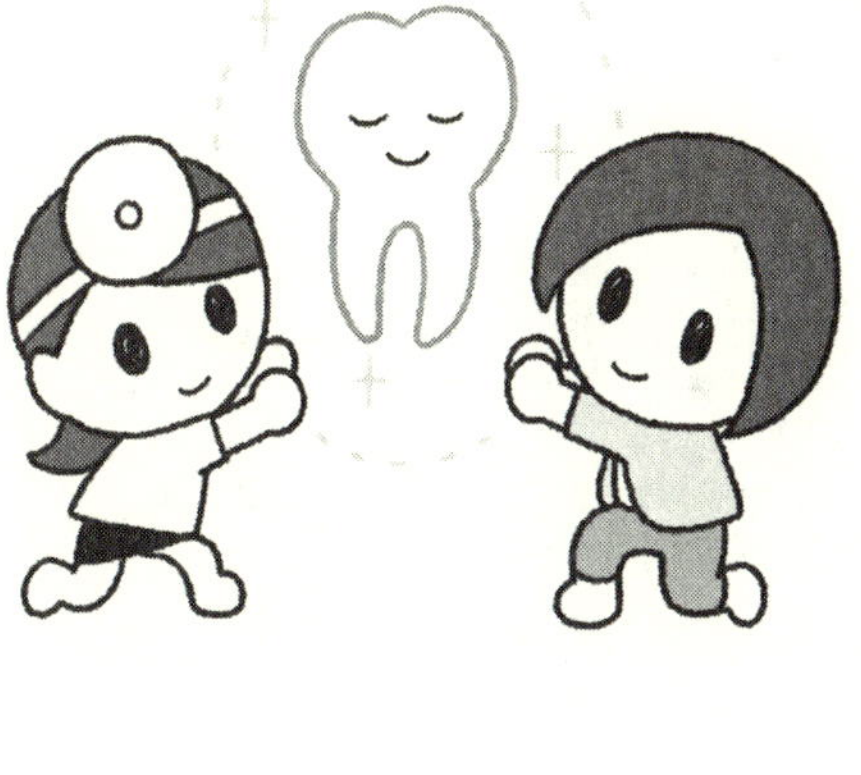

歯周病の増加

　あなたは歯磨きをしたときに歯ぐきから出血するとか、歯ぐきが時々腫れるなどの症状が出ていませんか。痛くもかゆくもないのに実は歯の回りでは歯周病が始まっています。歯周病は、歯を支えている骨、歯槽骨が溶けてしまう病気です。つまり歯と歯肉の境目に付いた歯垢《プラーク》・バイオフィルム（細菌が付着凝集した膜）の停滞から、歯肉に慢性の炎症が起こり、細菌が歯の根に沿って入り、歯ぐきのなかの骨が少しずつ溶けていくのです。

　この病気は誰にでも起こる病気で、50歳以上の人の歯の抜ける原因の50％近くが歯周病によるものです。

　２０１１年に全国歯科疾患実態調査が行われ、驚くべきこ

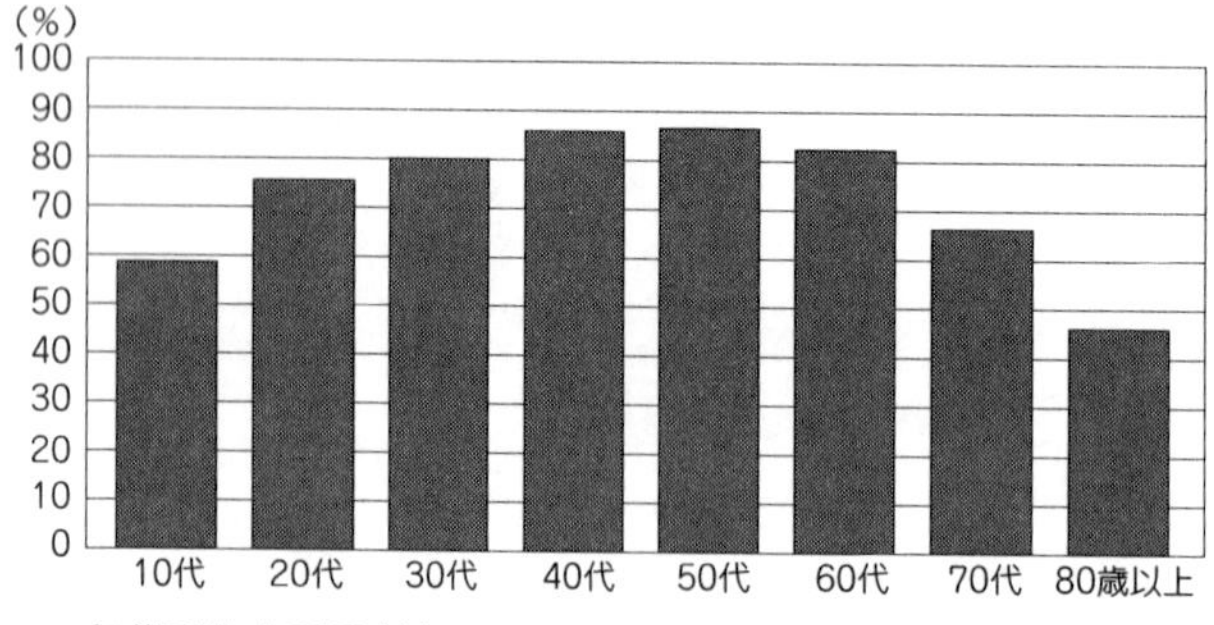

年代別歯肉所見者率（厚生労働省「2011年歯科疾患実態調査」より）

とに、30歳代では全国民の約80%が歯肉（歯ぐき）に何らかの症状を呈している、つまり歯周病の疑いがあるという結果が出ています。

実は歯周病もむし歯と同じように、バイオフィルムをすみかに繁殖する細菌によって起こる感染症です。この細菌を歯ブラシやフロスなどを使用して除去すること、また歯の面についている汚染物を熟練した歯科衛生士の技術で除去すること、つまり早期発見、早期治療であなたの歯を救うことができます。

歯を残し、何でもおいしく食べられることは、あなたの生命と健康の維持、向上にも役立ちます。口腔の健康の大切さを、今一度歯周病を通じて考えていただけたらと思います。

歯周病の症状

歯周病は歯そのものが健康でも、やがてぐらつき、ついには根っこも抜けてしまいます。この病気は、重症になるまで気付きにくく、普段から口の中を自分で観察することがポイントでしょう。そして次のような症状が出ていたら危険信号です。

歯ぐきの色

健康な人の口の中は淡いピンク色です。歯ぐきの色が同程度か、少し薄ければ健康と考えて下さい。濃い色であれば不健康です。

歯ぐきの状態

歯を取り巻く肉が赤くなっているか、歯と歯の間がさらに赤い、赤色が濃くプクッと丸みがあったり、押すとブヨブヨするなどは要注意です。

歯を磨くと出血する

歯磨きの時、出血したり、歯ブラシが当たって痛いなども危険です。

口臭

歯ぐきから膿《うみ》が出ることで、自分にはわからない独特の嫌なにおいがあり、「口が臭い」と指摘されたら病気は進んでいます。

痛み

時々、歯肉が腫れたり痛くなる場合、むし歯や治療の痕跡がないのなら間違いなく歯周病と考えてください。

噛みづらさ

噛むと痛い、噛みづらい、噛みしめにくいなどと感じたら、歯周病は相当進んでいると思われます。

歯ぐきの出血 ―菌血症

「歯ブラシで磨くと血が出る」。これは、歯周病の第一歩です。２０１０年に東近江市で行った歯周病唾液検査でも約75％の人に異常が見つかっています。

健康な歯肉なら、歯ブラシが当たった程度では出血はしないのです。歯周病になると、歯の表面についた歯周病菌が血液に入り込んでいきます。この状態を菌血症と言います。

歯周病になると歯肉に炎症があるため、歯を磨いただけでも出血し、細菌が血液中に入り、菌血症となる確率が10％弱、また、つまようじなどによるものでは30％とも報告されています。

血液中に細菌が侵入する事は決していいことではありません。そして細菌が増えると菌血症から敗血症となり、からだのなかの臓器が機能不全を起こしてきます。

東近江市の「歯周病集団検診」

２０１０年９月、東近江市健康推進協議会と滋賀県歯科医師会湖東支部が共催し、近畿で初めて、全国では４例目となる歯周病集団検査を行った結果を紹介します。

まず、私と当診療所の野邑浩美、長田洋恵両歯科衛生士がパワーポイントで歯周病についての知識をわかりやすく解説しました。

次に参加した中年の男女を中心とした46人が歯周病検診を受けました。検診内容は飲食・歯磨き、口腔内の様子、生活習慣、喫煙状況の４項目をたずねる問診と容器に採取した唾液を調べる炎症検査と出血検査で、下のグラフのような結果になりました。

日常生活について良好はわずか８％で、大半は生活改善が求められます。また歯ぐきの炎症と出血については、良好がいずれも24％。つまり10人に７人はこのまま放置していれば、歯周病で歯を失うことになるということがわかりました。

歯周病は痛みなどの自覚症状がないまま進行するため、歯ぐきから出血した時は早めに歯科医師に相談することが大切です。早急に治療すれば歯周病の進行を遅らせるとともに、健康な状態に戻すことも可能です。

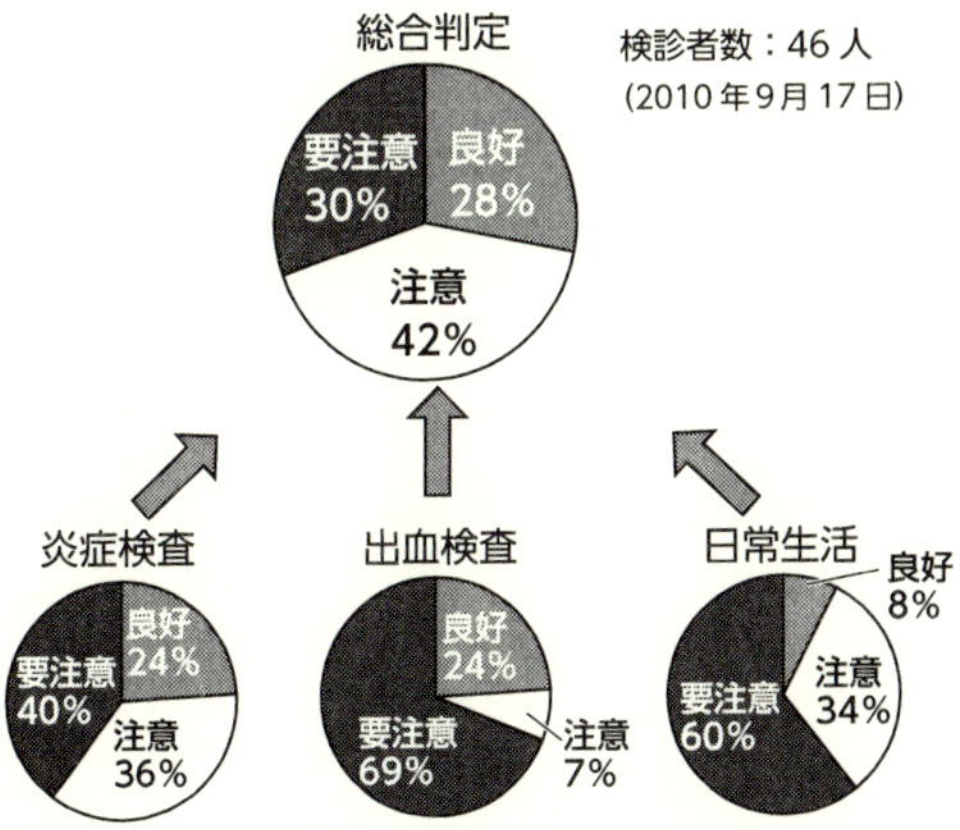

東近江市歯周病検査結果

最近、大変興味深い報告を聞きました。菌血症になると、血管の弾力性がなくなることです。歯周病により菌血症になっている人は、細菌の毒素により血管がもろくなっているということです。歯周病の治療を正しく行い、血液中に細菌が入り込まないようにすることが、血管の寿命、全身の健康にも関係しているのです。

歯周病と節目検診

成人になってから歯を失う人の42％は歯周病によるものですが、実は抜ける原因を理解していない人が半数近くを占めています。初期の段階ではむし歯のような激痛を覚えることは少なく、自覚症状がないため放置しているケースが多くみられるのです。成人の歯を害する歯周病は、まさに病気であるという認識を深めることが大切です。

歯周病は歯の根を支える骨「歯槽骨」の付近から膿《うみ》が出るため、以前は歯槽膿《しそうのう》漏《ろう》と言われていました。またその前兆ともいえる歯肉炎が中・高校生でも起きていることに注意を払う必要があります。

歯周病は、1本の歯だけでも発症します。歯磨きの時に血が付く、歯ぐきが赤い、口が臭い、手で歯を触ると動く、歯が長く見える、くいしばりをするなど、危険信号を感じた時は、すぐにチェックを受けることをお勧めします。歯科医とともに行う「医患協同作戦」で予防すれば、長く自分の歯で食べられることは確実です。

そこで東近江市は、私ども滋賀県歯科医師会湖東支部と連携して、2007年度から30歳、40歳、50歳、60歳、70歳の節目の年に市内の指定歯科医療機関で成人歯周疾患検査を実施しています。検診は、半時間から1時間くらい、自己負担は500円で済み、歯周病の進行具合が発見できます。

歯周病は最初の症状がわかりにくい病気です。是非この機会に、東近江市の節目検診を受けてみてはいかがでしょうか。

歯周病の検査

　歯周病の第一歩である歯肉炎は、細菌が歯と歯肉の境目にとどまり、その結果、歯肉が赤く腫れる症状です。さらに炎症が進むと、歯と歯肉の境界部が破壊され、歯周ポケットと呼ばれる溝ができます。どんどん細菌が増殖して、歯周ポケットは深まるばかりです。

　歯と歯肉の境界の破壊が進むと、歯と骨を結び付ける歯根膜という繊維に影響を及ぼし、歯を支えている骨が溶け出し、とうとう歯が抜け落ちることになります。

　歯周病検査は歯科医師や歯科衛生士によって行

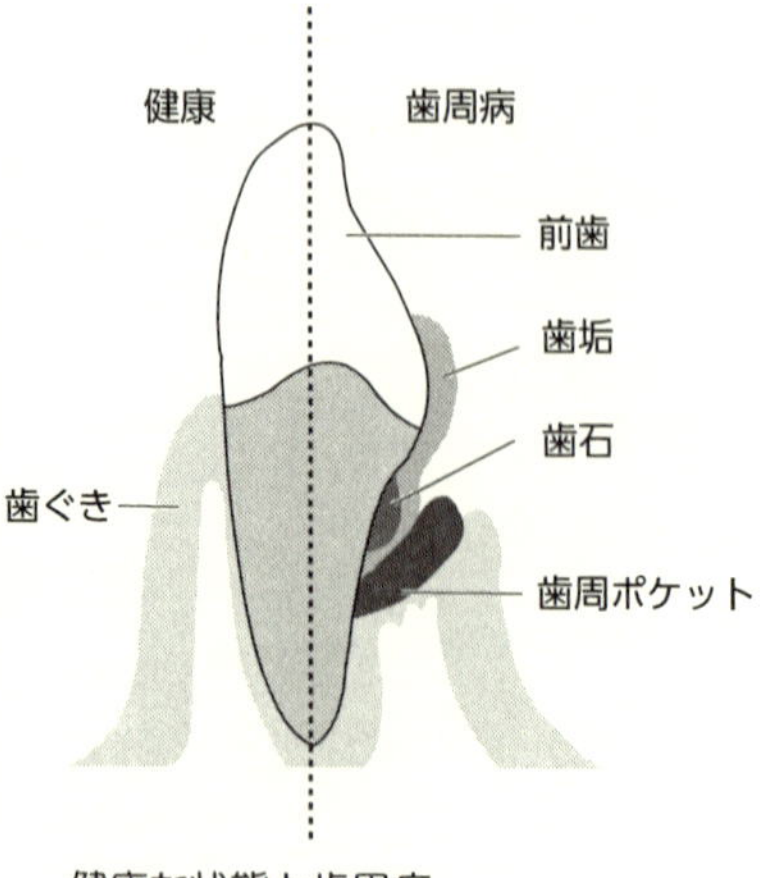

健康な状態と歯周病

➡左が健康な状態、右は歯周病の状態。歯周病になると、歯と歯ぐきの間に歯周ポケットができて歯垢や歯石が形成される。歯ぐきも歯周病が進行するにつれて、次第に後退していく。

われ、歯周病にかかっているか、進行状態はどのくらいかを把握することができます。歯科医院では、おおむね次の検査を行います。

歯周ポケット検査

歯と歯肉の境目が大丈夫かどうか、歯周プローブという道具を使って検査します。歯と歯ぐきのすきまが3ミリ以下なら正常です。

レントゲン写真

小さなフィルム1枚で3本ぐらいの歯を撮影します。人により10枚ぐらいが必要で、これにより歯槽骨がどこまで溶けているか調べます。

口腔内カラー写真

歯肉の炎症の状態を鮮明に映し出し、歯の並び、咬み合わせ、歯の異常を判断します。

歯垢付着チェック

歯垢顕示液（一般には赤い液体）を使って細菌がどこにどのように付いているかを調べます。

噛み合わせ検査

上と下の歯の接触が、どのような状態かをチェックします。

歯周病原菌の検査（場合によっては）

歯周病は感染症です。その中でも代表的な菌（ＰＧ菌）の数の検査も必要です。

歯垢はブラッシングで除去

歯周病に気付き歯科医院を訪れると、歯を残す指導でなく「抜きます」「抜いた方がよい」と言われたことはありませんか。あなたも「もう歳だから仕方がない」とあきらめてはいませんか。

実は歯を残すための生活改善（歯垢の徹底除去など）を勧めたり指摘しても、「腫れて痛いのを楽にしてくれればよい」と対症療法を望む患者さんが多くみられます。

しかし、腫れを取っても原因のある限り再発を繰り返し、歯が脱落することを知る必要があります。

歯周病の最大の原因は歯垢です。それを除去するには歯磨きが第一です。歯磨きは食後の儀式か、美容上のため、虫歯の予防のためだけだと考えてはいませんか。

歯周病は何年もかけて悪化してきた慢性の病気のため、治療に何か月、何年もかかり、治すのも容易でありません。もし、出血し腫れているのなら、柔らかい歯ブラシで気長に磨くことが重要です。あせって短期間で効果を上げようとしても無理です。

歯垢顕示液で歯垢のある場所を調べ、歯科衛生士の指導に基づき歯の磨き方を練習し、家庭では悪い場所だけでも最低10分間、鏡を見ながら歯を磨くのもいいでしょう。よくなれば、やや硬めの歯ブラシに切り替え、あきらめず行うことが肝心です、きちんと正しく磨き、歯垢が取れると、歯肉は回復していきます。

歯磨きは歯垢の除去と歯肉の強化が主な目的といえます。

医患協同作戦

患者さんがブラッシングで歯垢を取り除いても、歯周病の程度によっては、歯の根についた歯石や汚染された根の掃除を行うことも必要です。

歯石は、細菌の死骸が唾液中のカルシウム分で固まった塊です。目に見える歯石はまだ良いのですが、歯肉の中に入り込んだ目に見えない「歯の根に付いた歯石」もあります。この歯石や細菌で汚染された歯の根の面とセメント質があると、歯と骨が付着できなくなるため、ルートプレーニング（根の面の滑沢化《かったくか》）という処置が必要です。なめらかでつやのあるセメント質を露出させることによって、歯と骨ががっちり再付着するのを促進させるために行う処置です。

歯科医師や熟練した歯科衛生士が行いますが、歯の根の面の掃除ですから、少々時間がかかります。歯科衛生士が歯垢除去のためのブラッシングや、他の清掃器具などの指導を行い、患者さんとの連携で歯の正常な姿を取り戻していきます。

歯と歯ぐきの間の歯周ポケットが7～9ミリ深くなると、ルートプレーニングという処置だけでは限界があります。そこで歯周外科といって歯肉にメスを入れて歯根を露出させ、確実にきれいに滑沢化する必要があります。また、歯肉の汚染している部分を取り除いたり、歯槽骨も一部修正することもあります。これは「フラップ手術」と言われるものです。この手術と同時に、破壊された組織の再生を促す目的で、特殊な膜を使用した「組織再生誘導法（GTR法）」という手術もあります。

いずれの手術を受けるにも、「自分でのブラッシング」がほぼ完全にできることが前提となります。手術をすれば一時的に歯の周囲の病変が確かに消えますが、原因まで消えたわけではありません。歯磨きなど生活実態が元に戻れば容易に再発します。
つまり手術後の管理を患者さんと歯科医師が協同で丹念に行う「医患協同作戦」が必要です。

日常生活の注意点

歯周病にかからないために、日常生活で次のことに注意しましょう。

よく噛んで食べる

30～50回良く噛んで食べると、歯を支える組織が鍛えられ、歯周病に負けない抵抗力が付きます。また、噛むことで唾液中のホルモンが歯ぐきの血行や骨の回復に役立ちます。

砂糖を少なくする

砂糖は、むし歯だけでなく歯周病にも影響を及ぼします。歯垢内の細菌に取り込まれて強力なノリ状になり、歯垢を歯にへばり付かせるだけでなく、その下に歯周病菌を繁殖させます。

歯ぎしり、くいしばり

歯に力がかかる歯ぎしりやくいしばりは、歯周病にとって非常に悪く、寝る時はマウスピースをはめることも一考でしょう。

禁煙

タバコを吸っている人ほど歯周病の進行が早く、禁煙をしない限り歯周病の治療も効果がありません。タバコは体にとっても歯にとっても、自殺行為と言えます。

糖尿病

全身の健康が歯周病の回復に大きく影響します。その第一が糖尿病で、血糖値のコントロールをしっかり行う必要があります。

ストレス

歯周病の人は、もともと歯ぐきが弱いだけに、ストレスや睡眠不足、ちょっとの無理がたたり、てきめんに悪化するので注意が必要です。

家族の協力

歯磨きの大切さを家族で話し合うことで、「自分にも必要」と気付き、病気の原因を取り除く生活改善に取り組むことが大切でしょう。

歯周病のメインテナンス

歯周病の炎症がなくなり、治療も一段落しました。最近では、生活習慣病という言葉がよく使われています。私たち歯科医師会では、ずっと以前から歯周病が生活由来性疾患であるとして、その治療に当たってきました。近代の食生活が歯周病をもたらす大きな原因だと考え、食生活をはじめとする生活改善こそ、歯周病の予防にも治療にも非常に大切といえます。政府も治療から予防へと大きくカジを切り始めました。

歯は二度と生えてきません。エナメル質や象牙質、歯の神経など、自分の歯にまさるものはありません。歯根や歯周組織はかけがえのないものです。むやみに歯を抜くことなく、適切なブラッシングと生活のリズムを整えることで、自分の歯を大切にしてください。

歯周病の予防、治療の第一は歯垢の除去です。まずは徹底的なブラッシングによる細菌の除去、そして自分で除去することのできないバイオフィルムの除去です。

そのためには年に数回、歯科医院で歯周病（歯）のチェックをしてもらい、専門家（歯科医師、歯科衛生士）による指導を受けることを勧めます。

歯は生きるために欠かせない臓器、栄養器です。自分の歯があれば栄養状態もよく、健康的な生活を送れます。また栄養バランスのとれた食事、運動をして、疲労をためないように努め、禁煙を実施することによって、歯周病菌に対する抵抗力が増します。

歯を守るのは自分自身であり、私たち歯科医療機関はそのサポート役に過ぎません。力を合わせて「医患協同作戦」で歯周病から歯を守っていきたいと考えています。

3 唾液でわかる口の状態

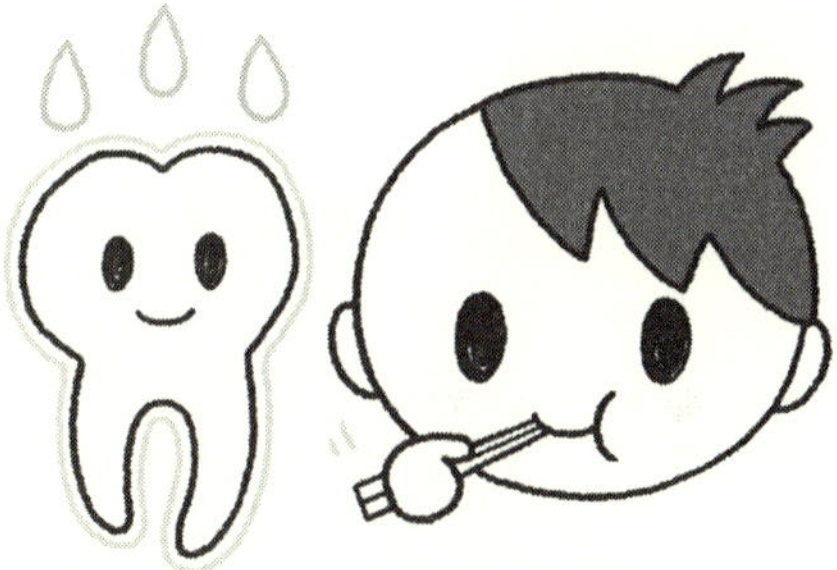

唾液の働き

いつも唾液により湿度100％の状態を保っている口の中、この湿りけを保つことにより外界から口腔内組織（歯などを含む）を保護して人の健康が維持されています。唾液は耳下腺《じかせん》、顎下腺《がっかせん》、舌下腺《ぜっかせん》などから一日平均1～1・5ℓ出ています。また睡眠中はほとんど分泌されていないようです。

唾液は抗菌作用を持つ物質を含んでいて、口の中の細菌のコントロールをしている他、食物を飲み込んだり消化したり、味覚を感じる手助けなど、まさに人間にとって必要不可欠な役割を果たしています。

唾液は口だけでなく、歯にとっても大事な働きをしてくれます。そのひとつは歯の表面を洗い流す洗浄作用です。また唾液に含まれているカルシウム、リン酸、フッ素イオンなどが歯のエナメル質（一番外側の部分）をミュータンス菌から守り修復する再石灰化を促進してくれます。

さらに唾液に含まれている重炭酸塩、リン酸塩などは細菌により作り出された酸を中和する働きがあります（緩衝能《かんしょうのう》）。とりわけ刺激唾液の酸を中和する働きは重要であり、そのことによりむし歯の原因となる酸が中和され、むし歯にしづらくしています。

最初にも書いたように、細菌が作り出す酸によって歯の表面の石灰質が溶けることを脱灰といい、初期のむし歯が発生します。つまり食事をするたびに口のなかは酸性に傾きます。ところがしばらくすると唾液に含まれるカルシウムやリン酸によって溶け出した石灰質を補ってくれるとともに、重炭酸塩やリン酸塩が酸を中和してくれること（再石灰化）で初期のむし歯は消えるのです。

ところが食事の回数や食べ物、甘い飲み物の多い人は再石灰化の前に、また脱灰（むし歯）が発生します。この時唾液の

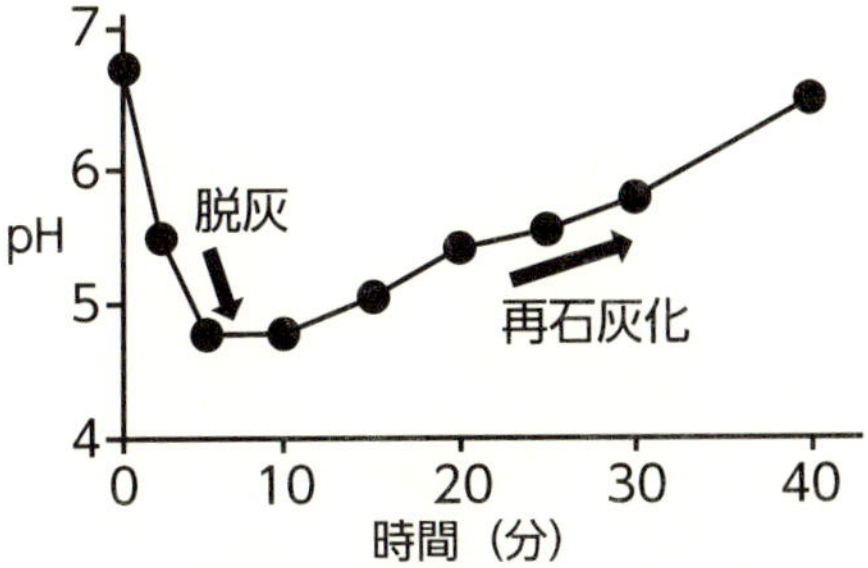

むし歯の発症となるステファンカーブ

量が少ないと脱灰の過程が進行し、初期むし歯の発症が高まることにもなります。寝る前に甘いものを食べないようにしましょうというのは、睡眠中は唾液の分泌が少ないからということがおわかりいただけるでしょうか。

唾液を十分出すにはどうするか

唾液は歯や口腔を守るバリアであることがわかっていますが、高齢化社会を迎え、多くの人が薬物を服用しているせいで唾液分泌の低下をおこし、口腔乾燥症状（ドライマウス）を訴えている人も少なくありません。また口腔乾燥症の人も増加傾向がみられ、日常生活の質（QOL）を低下させる原因ともなっています。日本における口腔乾燥感自覚症の調査結果では、20歳～30歳代では32％の人、40歳～65歳代では37％の人、65歳以上では57％の人が口の乾燥の自覚症状を訴えています。

唾液を十分に出すためには、食べ物をよく噛むことが一番です。固いものを噛むのではなく、噛む回数を増やしてください。食事のとき口の中に食べ物を含んだら、いったん箸を置いて30回噛んでください。そうするとほとんどの人は唾液が充分に出てきます（ひと口30回噛み）。刺激唾液を充分に出して口腔組織の健康を維持して日常生活の質の向上を目指してもらいたいものです。

唾液検査でわかること

歯の検診のひとつに唾液検査（サリバテスト）があります。これは専用のガムを5分噛んで、出た唾液によって検査する方法で、唾液を検査会社に送り、むし歯菌の主な細菌であるミュータンス菌や、歯周病の主な細菌（Pg菌、Aa菌など）の数を調べます。また唾液の量や唾液中のヘモグロビン（Ｈｂ）や乳酸脱水素酵素（ＬＤＨ）を測定し、口腔内の出血や炎症の状態を調べることができます。

むし歯に関しては、唾液検査の他、レントゲン写真などの検査が必要ですが、歯周病は唾液検査により、日本において成人の75％以上がかかっている歯周病での疾患の早期発見、早期治療、早期予防につながり歯の喪失を減少することが可能です。

この試みは全国各地で行われ始めており、東近江市では湖東地区において２０１０年に実施しました。

むし歯も歯周病も生活習慣病でもあり、感染症でもあります。感染症のひとつである限り、必ず悪い細菌が存在します。むし歯や歯周病の細菌の数が異常であれば、歯科医療機関でその数値を正常に戻す治療を行うことは可能です。

むし歯は、歯を削りかぶせただけでは治ったわけではありません。歯周病も歯石をとり、手術をして治ったわけではないのです。

そこにある原因、つまり原因菌（むし歯菌、歯周病菌）が減少（もしくは０）してこそ本当の治癒です。

唾液検査を受けてみよう

体に何か異常があって病院に行くと、血液検査や尿検査など体の状態を知るためにさまざまな検査を受けます。ところが、歯科では歯のレントゲン検査や歯周ポケット検査（歯ぐきの状態のチェック）はありますが、口の中の状態を知るための検査は、ほとんど行われていません。

例えば、病院や人間ドッグなどで血液検査を受け、コレステロール値を測定して、その値が正常か否か診断されます。歯科医院では口の中の状態を知るために唾液を調べ、口腔の状態を判定することができます。

唾液の量やpH（酸性かアルカリ性か）、むし歯菌の数、歯周病菌の数、歯周病のリスク判定などを調べ、その検査結果が、むし歯・歯周病の予防や治療の判定になります。

それら細菌の数値を正常値に戻すことにより、むし歯や歯周病の発病を予防し、再発を防ぐことがここ10年間で確実に立証されています。この唾液検査をぜひ歯科医院で受け、もしその数値が異常値ならば正常値に戻すための手だてをして頂く事が本当の口、歯の治療であり、歯を守るうえで非常に大切なことなのです。

むし歯も歯周病もそれぞれの細菌によって起こる「感染症」です。感染症への対処は①感染源を取り除く、②感染経路を遮断する、③人の抵抗力を強くする——この3つです。

例えば、むし歯について考えてみると、②は砂糖の摂取を少なくする代用糖（キシリトール等）の応用、③はフッ化物の応用、そして①はミュータンス菌の除菌となります。

今、むし歯も歯周病菌も口の中から除菌することが可能となっています。唾液検査では、この状態がはっきりと数値で証明されるのです。唾液検査を受けむし歯菌、歯周病菌の多い人は、かかりつけ歯科医院でその菌の除菌をし、さらに究極の予防法を実践して自分の歯を守っていただきたいです。歯は生きるための大切な臓器です。

4 歯と口の健康

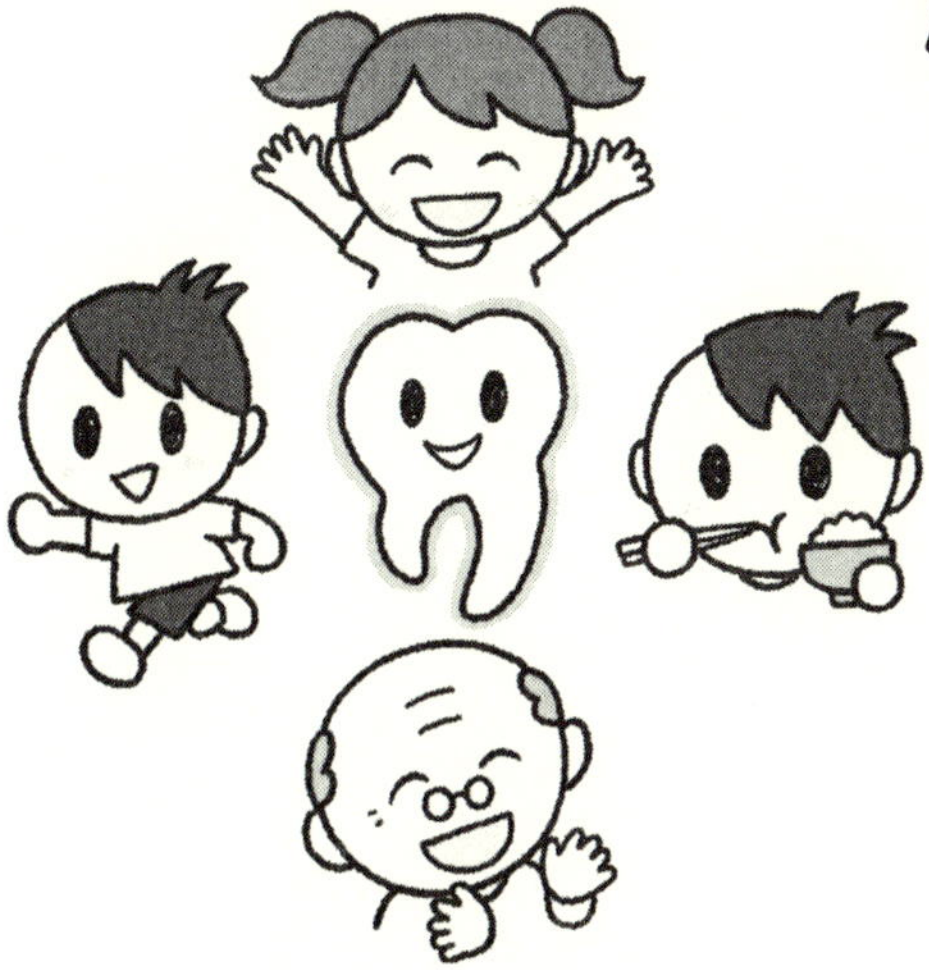

8020（はちまる・にいまる）運動

『8020運動』とは「80歳になっても自分の歯を20本以上保とう」と、1989年に旧厚生省と日本歯科医師会が提唱し、自治体、各種団体、企業、そして広く国民に呼びかけている運動です。いつまでも自分の歯で食べることができ、自分の意志を口から伝えることができるようにすることが目指されています。

8020運動の達成者は、1980年ごろでは10％未満だったのが、2011年の歯科疾患実態調査では、38％を超える水準です。

これまで日本の医療は延命＝長く生きるという「量」を求めてきました。しかしこれからは、医療は人々が楽しく生き、実り多い人生を送れるという「質」を重視し、そのお手伝いをすることにあると思っています。

今までの延命医療では「見る」「味わう」「聴く」などの感覚器が軽視されていたように思います。そのなかで口は重要です。口には「食べる」「話す」という機能があり、人間の本質にかかわるところです。

８０２０運動の目的は単に歯を20本残すことではなく、いつまでも自分の口で食べ自分の感覚を口で伝える事ができるようにすることです。歯を失う原因は、むし歯と歯周病が約80％をしめます。

現在日本人の成人は１００％近くの人が、むし歯にかかっています。むし歯は成人では減少していません。むし歯を減らすためには、ミュータンス菌を元から絶つことなどを重視して、生活習慣のなかからむし歯のリスクを取り除くことに力を入れることが大切です。また、歯周病についてむし歯と同じように、歯周病原因菌の減少（除菌）と生活習慣のなかから歯周病のリスクを減少させることです。

たかが歯、されど歯。永久歯（大人の歯）は上下含めて

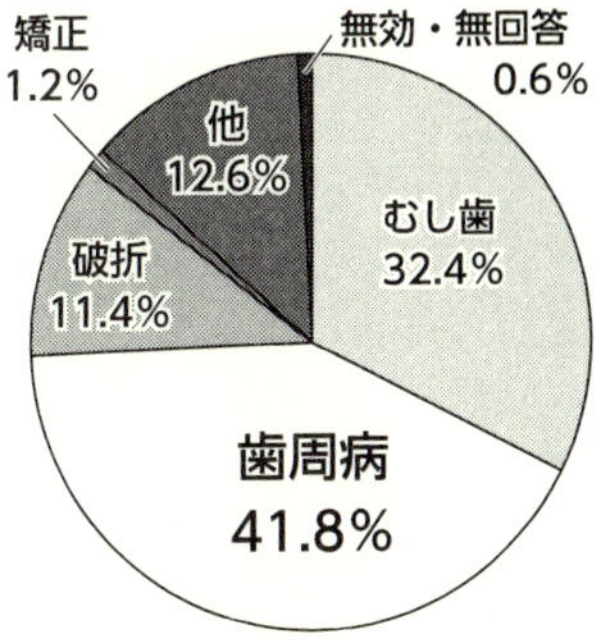

抜歯の主原因（全体）
（2005年永久歯の抜歯原因調査報告　財団法人8020推進財団より）

28～32本です。歯が20本あれば口のなかで4か所ぐらいしっかり噛みあうところができるので、食物が食べられます。

「歳をとれば歯を失っていくもの」と思っている人も多いと思いますが、歯を失うのは全員ではありません。歯を残す努力をしないからです。先般の調査でも80歳で20本の歯が残っている人は食べ物をしっかり噛むことができ、活発に活動し、意欲的に人生を送っていることが証明されています。歯の健康は全身の健康や能力そして、生きている満足度に大きくかかわっています。

今からでも遅くありません。元気で生き生きした人生を送るため、もう一度この機会に歯を守る努力を始めてください。何歳になっても元気に活動し、食事をおいしく味わい、楽しく語らう人生を過ごしていただくため、私たち歯科医療関係者はそのお手伝いをします。

口腔は栄養器、消化器であり、その健康は全身の健康やＡＤＬ（日常活動能力）、そして何よりＱＯＬ（生活の質）に大きく影響することが、さまざまな研究により明らかにされています。

８０２０運動の示す20とは「何でもおいしく食べられる」ために最低限度必要な歯数で、残る歯が20本を下回ると咀嚼《そしゃく》能力（物を噛む能力）が著しく下がるという疫学調査による根拠があるのです。

言い換えれば、残っている歯が20本を下回るとナッツ類、ステーキといった比較的硬い食品群が噛めなくなり、歯数が半数（14本）以下になると、はんぺんや米飯といった軟らかい食品まで噛めなくなる傾向があります。そして、栄養摂取の障害の可能性が示唆されます。

食べる以外に歯を失うと会話もしにくくなりますし、顔貌も変わり、社会参加の妨げにもなります。

歯が抜けていくのは老化現象ではありません。自分の歯は自分で守ってくださ い。自分の歯を守ることは、ボケない、生活習慣病になりにくいなどさまざまな効能があります。今からでも遅くありません。すべての人々が元気で生き生きとした一生を送るため歯を守る努力を始めてください。自ら歯を守るための行動を起こすとともに、身近にその支援者（医療関係者、特に高度に教育を受けた歯科衛生士）

を見つけて共に行動を起こしてほしいものです。

クローズアップされる「歯と口の健康」

「健康日本21」とは21世紀における国民健康づくり運動として2000年から展開されており、早世(早死に)と障害(体の障害)を防止するために、癌、脳卒中、心臓病、自殺、歯の喪失を5つの重点課題として取り上げています。

さらに、2007年4月には健康国家への挑戦と題された「新健康フロンティア戦略」が発表され、長寿国である私たちの日本では、生活習慣病の増加や要介護者の増大などの課題に直面し、「健康国家への挑戦」のために取り組むべき9分野のなかで、介護予防やメタボリックシンドロームの克服、癌克服、こころの健康などと並んで、歯の健康は重点課題として取り上げられています。

自分の歯の本数を確認してみよう

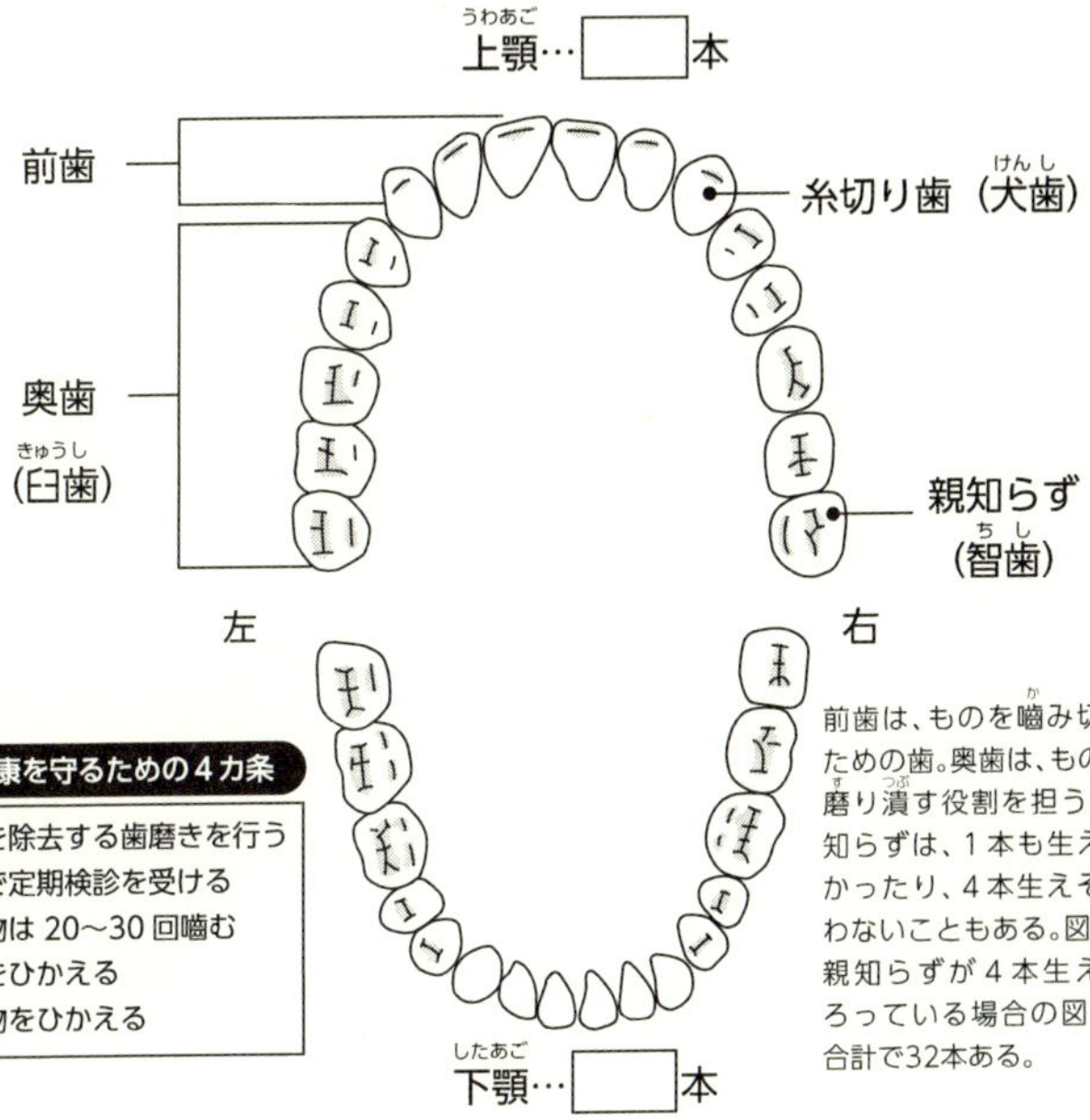

歯の健康を守るための4カ条

①歯垢を除去する歯磨きを行う
②歯科で定期検診を受ける
③食べ物は 20～30 回嚙む
④喫煙をひかえる
⑤甘い物をひかえる

前歯は、ものを嚙《か》み切るための歯。奥歯は、ものを磨《す》り潰《つぶ》す役割を担う。親知らずは、1本も生えなかったり、4本生えそろわないこともある。図は、親知らずが4本生えそろっている場合の図で、合計で32本ある。

現在、日本において外来に訪れる患者数をみると、歯の病気は風邪に次いで2位なのです。これほど日本人を悩ませている病気なのに、あまりにも今まで扱いが低すぎました。

歯に関する主な病気であるむし歯と歯周病は、現在発症を予防するための手段が確立されつつあります。歯科疾患は、癌や心臓病などに比べて小さな病気であるかもしれませんが、予防することは可能になってきています。「健康日本21」は21世紀に達成可能の目標であり、歯はその重要な位置を占めています。

私たち医療関係者は、今まで口は食べることにポイントをおいて考える傾向がありました。しかし、人間にとって口は食べるためだけでなく、しゃべるためにも存在しています。今QOL（生活の質）が重要視されるようになり、医療のあり方も変わらなければなりません。

ＱＯＬを重視した医療は予防から

今、日本は高齢者時代に突入しています。この時代の医療は、病気の数や程度を評価する疾患指標ではなく、どのくらい元気に長く活動できるかを評価する健康指標のほうが好ましいです。

そこでＱＯＬを医療評価の目標にすえてみると、歯の喪失はこれまでより大きな役割を占めることとなります。ＱＯＬを重視した医療は、病気にならないことからスタートします。また特定の病原体によって発症する感染症の場合は、病原体を避けることによって予防は可能です。

今、むし歯の進行を止める予防は可能な時代へとなりつつあります。それは、むし歯の予防因子と病原因子のバランスを予防因子側に傾けることです。

病原因子は、悪い生活習慣・ミュータンス菌・砂糖・悪い食べ方・ストレスであり、予防因子は、よい生活習慣・よりよい口腔清掃・唾液・カルシウム・フッ化物・ミュータンス菌の除菌・代用糖（キシリトールなど）の応用です。

現在、消化器疾患でもピロリ菌を除菌することにより胃潰瘍などのリスクを軽減する治療が行われているように、むし歯においても、口のなかにいるミュータンス菌を除菌、もしくはその数を異常値から正常値に戻すリスク低減治療が可能であり、ひいてはむし歯の進行を停止することができるようになりつつあります。

ただしこの方法は患者さんの教育指導としてフッ化物含歯磨剤の使用や砂糖制限教育がされていることが前提です。唾液中のミュータンス菌を正常値に戻し、歯科予防に卓越した歯科医師の元で熟練された歯科衛生士が行う予防処置を定期管理下（口腔内病原性細菌の除去）で行っていただくことにより、むし歯の再発を防ぐことができるのです。

「よい歯でよく噛みよいからだ」という標語がありますが、まずは「よい歯」を保つことです。

歯周病と生活習慣病の深い関わり

歯周病の原因は、デンタルバイオフィルムの中にある嫌気性菌（空気のないところで生きる菌）によって引き起こされる感染症の因子も大きく関わっていることが明らかになっています。今のところ、ポルフィロモナス・ジンジバリス菌（PG菌）などが原因菌であると言われています。

何度もいうようですが、歯周病は歯を支える骨が溶けてしまう病気です。歯が抜けてしまうと、食べ物が噛めなくなり、ひいては栄養の質の低下を招き、メタボリックシンドロームに陥ります。また、歯周病菌がつくる毒素が血液中に入ると、全身の健康に重大な影響を与える事が次々に明らかになっています。なかでも糖尿病につ

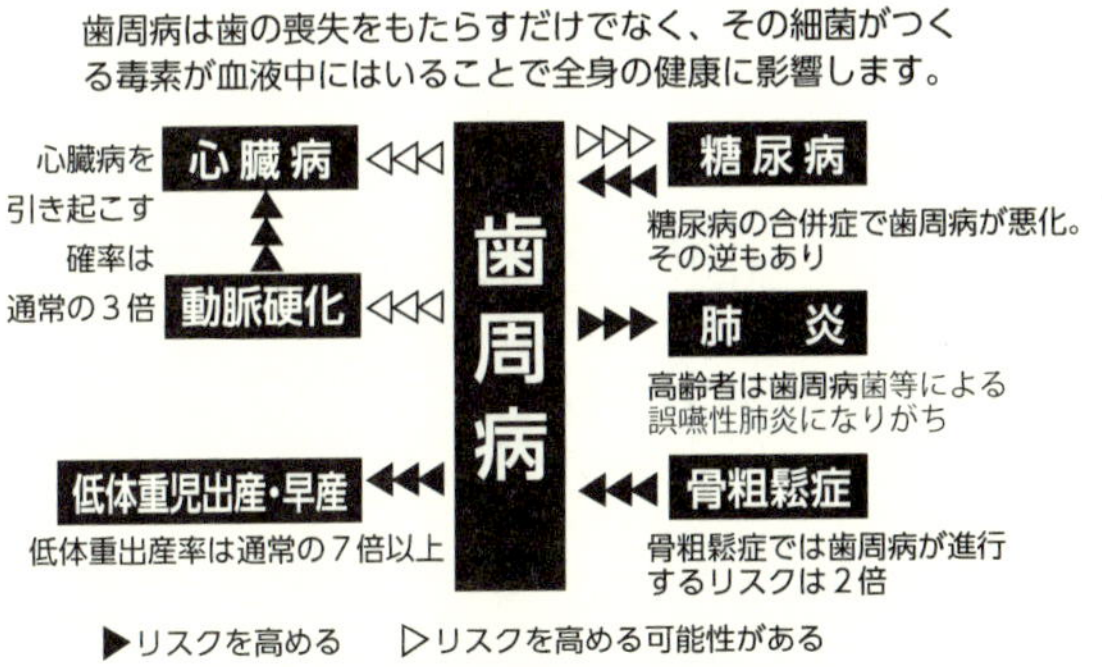

歯周病は歯の喪失をもたらすだけでなく、その細菌がつくる毒素が血液中にはいることで全身の健康に影響します。

歯周病と生活習慣病の深い関わり

いては歯周病とペアのような状態です。

自分の歯を守るのは自分自身です

口のなかの二つの大きな病気、むし歯と歯周病は確実に防ぐことができる病気です。また、二つとも一度治療すれば再発を防ぐことが、今は可能になりつつあります。私たち歯科医療側も、歯科医師、歯科衛生士、歯科助手、歯科技工士などがいろいろな手助けを行います。

しかし、歯の健康を守るのは誰よりも自分自身です。「自分の歯は自分で守る」と決心したら、歯科衛生士さんに決意表明をしてみましょう。そうすれば、時折サボりそうになっても、きっと励ましたり、サポートしてくれます。なぜなら、あなたの歯を守る一番の担い手が歯科衛生士です。

歯科衛生士の仕事の第一は、歯科予防処置です。むし歯や歯周病を予防するためのブラシ指導や薬物の塗布、歯の根の周りの掃除、歯のクリーニング（PMTC）、むし歯菌や歯周病菌の除去などがあげられます。また、歯の健康のための生活習慣指導（例えば禁煙指導、くいしばりの予防）や、食生活の指導（甘味の摂取に関すること）の相談などもあります。

健康な歯を保てるように、医患協同作戦でいきましょう。

歯の神経、できれば残したいものです

むし歯の治療と言えば悪いところを削ってつめるのが治療（かぶせる場合もあります）だと考えている人が多くいます。今まで何回も述べてきましたが、これはむし歯の穴の後始末をしているだけです。むし歯をつくる口のなかの環境を改善す

ることがむし歯の治療です。

その改善は、甘いもの（砂糖）の摂取の制限、そしてミュータンス菌の除菌、歯の抵抗力の増加、いわゆるフッ素の適切な利用。これが、確実にむし歯を改善する治療法です。

冷たいものが〝しみる〟〝痛い〟と言われた時、「神経をとりましょう」と言われることがありませんか。麻酔などをして神経を取り、空洞（神経のあったところ）を処置して埋めてしまう治療はそんなに時間がかかりません。

しかし考えてください。歯の神経は内側から栄養を歯の象牙質に送る働きをしています。いわゆる歯の生命線です。時間はかかりますが、歯の神経を残す治療をした方が長い目で見ると歯を守る治療になるのです。

神経を処置した歯は栄養が送られないため、非常に弱い状態になり、破折することが多いという報告もあります。そこで治療後も何年か経過をレントゲン等で追って観察をしていく必要があります。それが自分の歯を守る事でもあります。

どうしても神経を取らなければならない時は、自覚症状やレントゲン診断、歯の神経の電気抵抗値診断などの結果を考えて、歯科医療側とよく相談して、処置していただきたいと思います。

5　入れ歯とインプラント

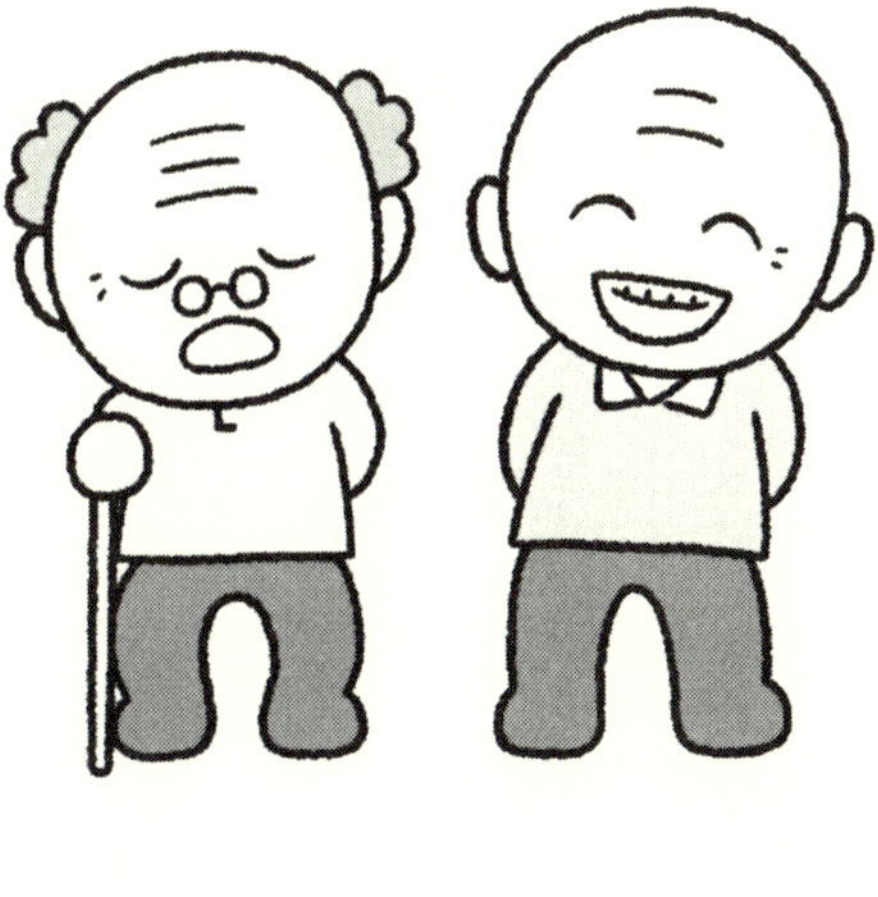

部分床義歯

自分の歯を守りたいと思っても気付くのが遅く、すでに歯を何本も失ってしまったという人は少なくありません。歯が抜けたままでは外見上の問題だけでなく、咬み合わせが変化し、歯の並び全体がゆがんでしまいます。これ以上歯を失わないようにするため、個人個人にあった入れ歯を作ります。食べ物をよく噛んで食べられ、人と会話ができるためにも入れ歯は大切な歯のひとつであるのです。

入れ歯にはいろいろな種類がありますが、大きく分けると部分床義歯（部分的に歯のないところを補う入れ歯）と総義歯（いわゆる、総入れ歯。すべての歯がない人）があります。

部分床義歯は、一般的に顎《あご》の土手（顎堤《がくてい》）で支える部分（ピンク色のプラスチックもしくは一部金属の土台、これを床といいます）と、残っている歯をつかむ留め金（クラスプ）により成り立ちます。

部分床義歯の場合、残っている歯は入れ歯を支えて孤軍奮闘を強いられます。

噛むたびに持ち上げられたり、押し込まれたり、また揺らされます。これ以上、残っている歯を悪くしないため、また細菌の感染による病気を防ぐために、残っている歯のブラッシングや専門家による清掃(PMTC)も必要です。そして床の部分は上下の歯が咬み合う時に沈むので、長い間に顎がやせてきます。ここの内面へのプラスチックの補修も必要です。

特に部分床義歯は、入れ歯を受け入れる周囲の粘膜や筋肉、顎骨《がっこつ》、そして残っている歯の状態を注意深く見守って、入念な点検を歯科医療機関で受診してください。これが、部分入れ歯を長持ちさせるこつです。

総義歯

総義歯は、すべての歯がなくなったところを補う入れ歯です。総義歯になった人は1本も歯がありません。歯を守る努力はしてきたが、どうしても入れ歯を入れざるを得なくなってしまいました。そんな入れ歯です。入れ歯も自分の歯と同様に手入れが必要です。

手入れをおこたると口の中で細菌が繁殖します。その結果、口臭が発生したり、肺炎の原因ともなります。食後はできればはずして流水下で食べかすを洗い流してから、歯ブラシでまんべんなく軽く磨いてください。入れ歯洗浄剤を使うなら、味覚に影響が出る場合があるので、1週間に1回ぐらいがいいでしょう。就寝の時に入れ歯をはずすか否かは、口の中の状態などによって判断が分かれますから、歯科医療側とよく相談してください。

入れ歯も大切な歯のひとつで、大事に扱いたいものです。入れ歯の良し悪しは、入れた人が満足できるかどうかです。口の中に入れ歯という異物が入ってきたのですから、入れ歯を入れたからすぐに何でも食べられるようになるわけではありません。入れ歯が落ちてしまう、当たって痛いというときは我慢せず納得できるまで調整してもらうことです。そして入れ歯を入れてよかったと思うようにならなければ、入れ歯も意味がありません。

入れ歯は自分の口になじんで完成していくものです。歯の健康管理は今まで述べてきましたように一生続ける必要があります、どんなにがんばって守ってきた歯も入れ歯となった時、これも歯の一部と考えて必ず定期検診を受けてくださ い。残っている歯、口の中の粘膜の状態や顎骨の状態を、自分自身が信頼できる医療機関とともに、歯科医任せだけではなく自分自身もいろいろな予防法を行っていただき、医療者側は自分ができないことを補ってくれる存在だと考えて、歯の健康管理を続けてください。

インプラントとは

歯を失くして入れ歯やブリッジで悩んでいる人が、世の中には多くおられます。自分の歯をもっと大切にしておけばよかったと思いつつ、しかしこの人たちの歯が、もう一度生えたらどんなによいだろうと考えます。食べたいものが、楽しく会話しながら食べられたら、まさに世は天国です。

しかし、失った歯は、二度と生えてきません。天然に近い入れ歯やブリッジを作ろうと努力はしています。しかし特に入れ歯は不用意に動くことから、この時の不愉快さは非常につらいものです。

今や、人間社会は急速に科学が進歩し、歯科の分野においても人工の歯、すなわちインプラント(人工歯根)の開発が30年前から進み、この10年間で、ほぼ確立されてきました。

第3の歯インプラントは、正しい診断に基づき人工歯根を埋め込み、上部に冠や義歯をかぶせることで、患者さんが定期検診や予防処置をおこたらなければ、安心して快適な生活を送っていただける治療法です。

自分の歯にはとうてい及びませんが、インプラント治療法は、失った歯をブリッジで補うよりも格段と精度が高い反面、注意深い診断と処置が必要です。患者さんの歯ブラシによる口の清掃においても、自分の歯を守る以上に注意が必要です。

こういうことを考えると、インプラントは歯がなくなった時に慎重に選ぶ最後の手段と言えます。治療費も高額になりますが、歯科医の中には背伸びをしてインプラント治療を患者さんに勧める人もいます。

しかしインプラントは最後の治療方法です。すぐに歯を削って冠や詰め物をしたり、歯の神経を取ったり、簡単に歯を抜いたりする歯科医からインプラント治療を勧められたら慎重にしたいものです。普段から歯を大切にしてくれる歯科医、むし歯や歯周病の予防に熱心で歯の病気にうるさい歯科医と充分相談して決めてほしいものです。

インプラントの手術

インプラント治療は、歯が抜けたところに人工の歯根を埋め込み、その上に人工の歯（冠や義歯）を固定し、健康な歯として咬めるようにすることです。その材料は人工関節などいろんな分野で使用されているチタンが大部分です。

例えば、1本の歯が何らかの原因で抜けて、両側の歯に冠などをしてブリッジとする場合、両側の歯が健康な歯ならは、その歯を残して1本のインプラントを入れ、その上に冠を作ることも可能です。

また、多くの歯が抜け固定式のブリッジができなくなり、取りはずし式のいわゆる入れ歯となった時、その入れ歯の部分にインプラントを数本埋め込み、その上に冠を連結して固定した感覚の歯を作ることで、自分の歯のように咬むことができるようにもなります。

一方、すべての歯がなくなった場合、そこへインプラントを数本埋め込み、その上に入れ歯をしっかり固定し、上下で咬めるようにすることもできます。

では、そのインプラントは実際どのように行われるのでしょうか。まず診断です。レントゲン写真、血液検査、CT画像などで十分な診断を行い、診察計画や費用などについて説明し、患者さんに理解を求めます。

インプラントの手術は、歯ぐきを開け骨の中にインプラントを埋め込み、場合によっては骨の増生や移植を行い、しっかりと骨に固定するまで3か月ほど待ちます。その後インプラントによる人工の根の上に仮の冠や入れ歯を入れて経過を観察し、良好ならば本格的な冠や固定式の入れ歯を装着して終了です。アフターケアとして、3か月から1年ごとの定期検診が必要です。

インプラントの埋め込み手術の時間は、埋め込むインプラントの本数によって違いますが、半時間から2時間ほどで終了し、ほとんどの場合、痛みはありません。術後数日間は痛みや腫《は》れがでることもありますが、歯科医師の指示にしたがって安静にしていれば問題はないでしょう。

インプラントは予後メインテナンスが重要

インプラントの寿命は、どのくらいかと問われます。県内では現在、30年間同じインプラントでいる患者さんもいます。しかしそのためには、自分の歯と同じように毎日の手入れ、指導を受けたブラッシングや食事などを守ることが必要です。

しかし、歯が歯周病を起こすように、インプラントも咬み合わせなどで、そのような症状を呈してくる場合があります。また天然歯と違ってインプラントの歯は自覚症状が少ないのがやっかいな点です。見た目は炎症や腫れがないのに細菌に感染するとボルトを骨に埋めているため、一気に骨が細菌に侵されるのです。最終的にはインプラントが抜け落ちてしまいます。

したがって、手術後も定期的に検診を受け、口腔内の細菌層をクリーニングしてもらうことも欠かせません。インプラント周囲災の時、ミュータンス菌（MS菌）が異常に増殖しているという最近の報告があります。

インプラントの治療期間と費用

インプラント治療は、一般的に誰でも受けられます。骨の成長が終了する17歳くらいから受けることも可能です。ただし、骨の状態や鼻との位置関係などのほか、他の病気による健康状態によって左右されることもあり、担当の歯科医師とよく相談してください。

インプラントの治療期間は、定期検診に入るまで本数によって差はありますが、3か月から12か月間です。治療期間中も仮の歯を使用することにより、快適に過ごせるよう配慮されています。

しかし、治療費は保険のきかない自由診療です。インプラントの本数、歯ぐきの状態などによって異なります。2006年3月現在の滋賀医科大学附属病院では、相談検査料金（画像診療など含む）約6万円、手術と上部構造体（義歯）1本約34万円です。この点は、歯科医療機関とよく相談して決めてください。

成功したインプラントの歯は、神様からの贈り物であり、見た目も自分の歯のような感じで、何の心配もなく食べて過ごすことができます。口は、目や耳のほか、他の臓器と同じく重要な咀嚼《そしゃく》器官、いわゆる栄養器です。

インプラントで自分の歯のように嚙め、しゃべることができるようになることはすばらしいことです。自分の歯が抜けてしまった時、正しいインプラント治療があなたの人生の中で快適な生活を送る一つの手段になると考えます。

6　学校検診・食育

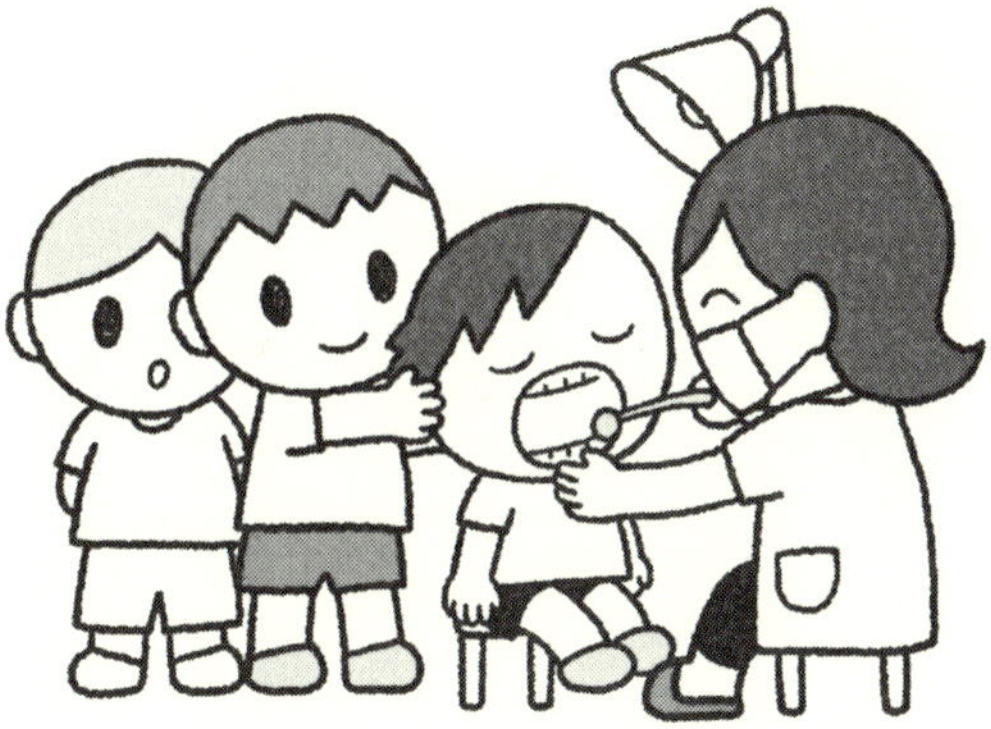

学校での口腔および歯の検診

新年度が始まり1か月が経過し、各学校においては学校歯科検診が行われています。かつては児童・生徒にむし歯が多く、むし歯治療をしていない歯を早く見つけて、早期発見・早期治療をすることを主に行ってきました。しかし、1995年からむし歯では要観察歯（CO）、歯ぐきでは歯周疾患要観察者（GO）が歯科検診に組み込まれ、顎関節・歯列・咬合（咬み合わせ）も項目として独立し、さらに、口腔環境の判断の指標となる歯垢の付着も項目に入ってきています。

最近の子どもたちの口腔をみていますと、むし歯は確かに減少傾向になっています。12歳ではむし歯なしの子どもが多くみられます。また、高校生の検診時でもむし歯なしの子どもも多いです。乳歯にむし歯ができても、せめて永久歯は20歳ぐらいまで、むし歯なしでの生活を営みたいと思います。

しかし、口のなかの状況をみますと、以前はむし歯があると金属の詰め物が主でしたが、最近では歯と同じ色のプラスチックが主役となっており、限られた（薄暗い）照明での学校健診では判断しづらいのが現状です。

また、予防的に行われているシーラントという処置も、前回の歯科疾患実態調査（2011年）ではむし歯の歯にも行われているという指摘がされています。

むし歯に関しては一度歯を削ったら絶対元には戻りません。ぜひ考えてむし歯予防治療を受けてください。

また、歯ぐきの状態をみていると、小学校の中学年ぐらいから歯ぐきが一部分腫れあがって歯肉炎を発病している子どもたちも現われ、高校生になると、多くの人にこの状態がみられます。自分の口腔に適した歯磨き指導を受けて、歯の周りの歯垢を取り除き、歯肉炎から歯周炎への予防が必要と痛感させられます。またむし歯や歯ぐきの病気、歯並びの乱れなどは目にあまる異常さです。

布引小学校での「歯の学習」

1980年から地元の東近江市立布引《ぬのびき》小学校の学校歯科医をしていますが、年2回の集団検診（通常の学校では年1回）だけでなく、子どものうちに歯の大切さを知ってもらい、将来むし歯のない子どもを育てる親になってほしいとの願いで、毎年「歯の学習」を小学校で診療所のスタッフと続けています。

2002年には文部省の虫歯予防推進モデル校の指定を受け、保護者を対象とした「食生活と歯」の研修会の他、先生全員にブラッシング指導を受けてもらい、各クラスでの「歯磨き授業」を行いました。

こうして学校・保護者・学校歯科医が一体となってむし歯退治に取り組んできた結果、2012年度の小学6年生の歯科健康診断結果では、滋賀県内233校のなかで布引小学校はむし歯が1人平均0・6本（県1・3本、東近江市1・5本）、歯肉炎は要受診が0％（県3％、東近江市0％）と上位にランクされました。

私たち学校歯科医は医師、薬剤師、学校関係者とともに子どもたちの将来に向けて、たくましく生き、多くの人々と協力して生きていく力を育てる立場にあります。よりよい生活習慣や、めりはりのある生活態度が将来の日本を担う人間力豊かな人づくりの一端であると考え、学校での歯科検診を実施しています。

口から見た食育

ここ数年、政府の方針により食育ということがさかんに言われるようになりました。

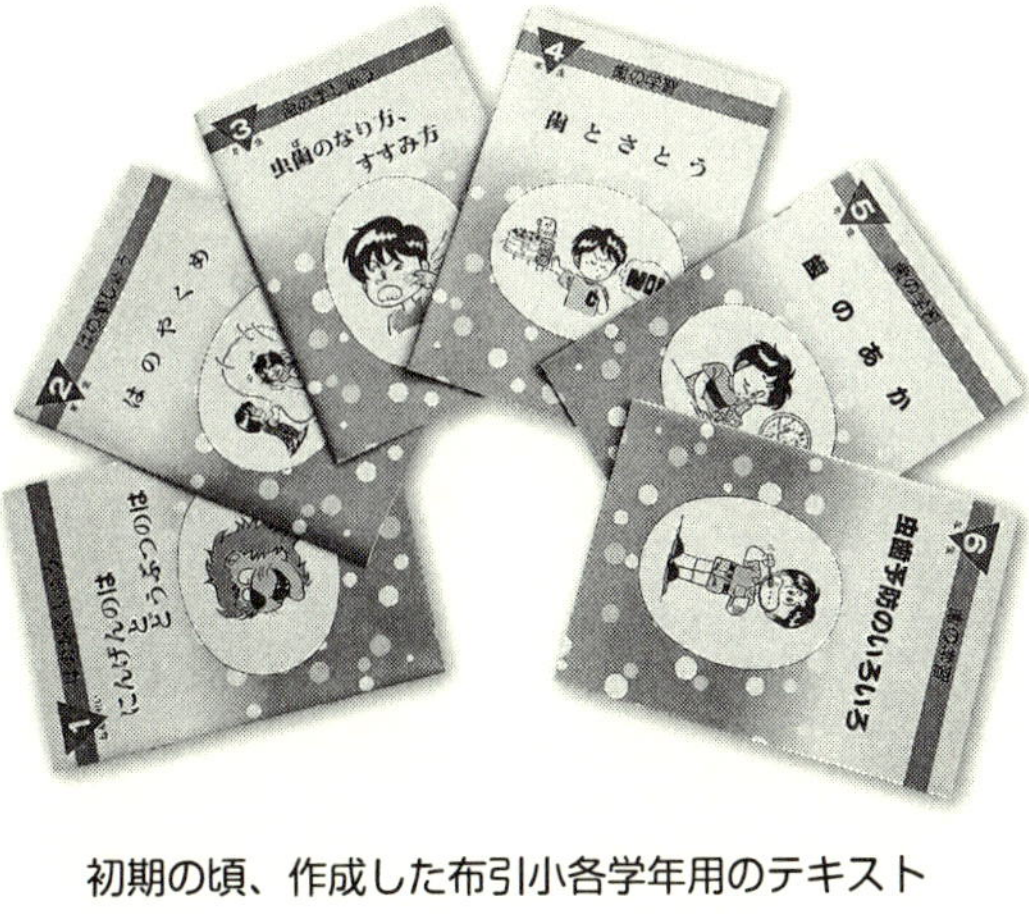

初期の頃、作成した布引小各学年用のテキスト

歯は、生きるために欠かせない「栄養器」であり、生きていくうえでいちばん重要なのは食べることです。口から食べることが大切であり、食べ物が口のなかに入ると、口を動かし、歯で嚙み、舌で混ぜ、食べ物を飲み込みやすくします。これが栄養器の働きです。

先般の46都道府県の調査でも、自分の歯があれば栄養状態もよく長生きできることが立証されています。この口・歯を通じての食育、それは栄養面だけではありません。それにプラスして、もう少し考えていくポイントは「子どもさんたちについては家族みんなで一緒に食事をする」、「前歯でモノを切り奥歯でよく嚙む」など、ゆっくりよく嚙んで食べれば(目標ひと口30回)早く満腹感が得られます。また、繊維質の多い食品など嚙まないと飲み込めない食品を考える、脂肪や砂糖の多いおやつの制限、最近ではスポーツドリンクへの注意などが考えられます。

ひらがな食品を食べましょう

1週間の間に家族みんなで「食事をした」か「しなかった」か、どうですか？子どもにとっては皆んなでガヤガヤ1日の事を話したりしながら、ゆっくりよく噛む食事をする。その主食は米飯で、ごはんをしっかり食べることが重要です。副食は野菜の煮物、あえ物、そしてみそ汁、漬物と、日本の伝統食だけで十分です。それが子どもさんたちの口を育てることに最も大切なことです。

少し考えて、「カタカナ食品」を「ひらがな食品」に置き換えてみませんか。パン→ごはん、ラーメン→日本そば、スープ→みそ汁、ピラフ→五目めし、サラダ→おひたし、ムニエル→焼き魚、ケーキ→まんじゅう、ジュース→水、コーヒー→お茶など。少し置き換えるだけで、かなりよい食生活になります。

話は変わりますが、高齢化社会の日本、お年寄りの口腔ケアは介護の面においても欠かせません。口のなかをのぞくと、入れ歯は入れっぱなし、歯の周りには歯垢が付き放題、口臭もひどいのが現状です。口腔ケアは『視界の外』と言ったところでしょうか。しかし、定期的に専門家によるプロフェッショナルケアを受けることにより、食事を口から取ることで肺炎などの発症者も40％近く減少した事例が報告されています。

人間は、口から食事をとること、食べ物が口に入ること、そして噛むことによって脳に信号が伝わり、全身の臓器が一連の動作で働くようにできています。特に言語障害をともなう脳梗塞のような場合、食べる訓練そのものが言葉につながってきます。

噛むことは生きること。子どもから大人まで口は健康のシンボルであり、全身の病気と大きくかかわり、口は命の入り口とも言えます。

あとがき

本書は2007年から「滋賀報知新聞」で連載したコラムをもとに加筆・修正してまとめたものです。

故郷である旧八日市市で「Nature is Best」という信念のもと、35年間地域診療を続けてきました。削って埋めるという治療から、むし歯や歯周病など歯にダメージを与える細菌の除去を心掛ける「予防歯科」に力を入れ、小学校でも指導を続けてきました。

自分の歯は自分で守り、健康を保持するには歯が大切ということを一人でも多くの人に知っていただければ幸いです。

出版にあたり、まえがきを書いていただいた鶴見歯科大学探索歯学講座の花田信弘先生に感謝いたします。また滋賀報知新聞社の富田正敏氏・村田洵一氏・松村好浩氏、サンライズ出版の岩根治美氏には、原稿、編集でお世話になりました。
そして、日々診療に携わりながら協力してくれた当診療所の野邑浩美歯科衛生士をはじめとするスタッフ一同に心からお礼申し上げます。

2013年10月

井田　亮

■略歴

井田　亮（いだ　あきら）

1946年滋賀県生まれ。歯科医師、歯学博士。1970年大阪歯科大学卒業後、名古屋市立大学医学部附属病院歯科口腔外科を経て、1978年より井田歯科東診療所勤務。1980年から東近江市立布引小学校の歯科医として、むし歯予防の指導を続けている。1982年から2013年まで朝日大学歯学部口腔解剖学非常勤講師。現在、鶴見大学歯学部探索歯学講座非常勤講師、滋賀県立総合保健専門学校歯科衛生学科非常勤講師。

主な著書

『歯の学習』1～6年　1987年

『むし歯・歯周病―もう歯で悩まない』（共著）小学館　2007年

は・歯・ハの話　―医患協同で歯を守ろう―

2013年11月1日　発行

著　者　井田　亮

発　行　井田歯科東診療所
滋賀県東近江市八日市東本町9-2
〒527-0025　電話0748-23-5222

発　売　サンライズ出版株式会社
滋賀県彦根市鳥居本町655-1
〒522-0004　TEL.0749-22-0627
FAX.0749-23-7720

印刷・製本　サンライズ出版株式会社

ISBN978-4-88325-519-1